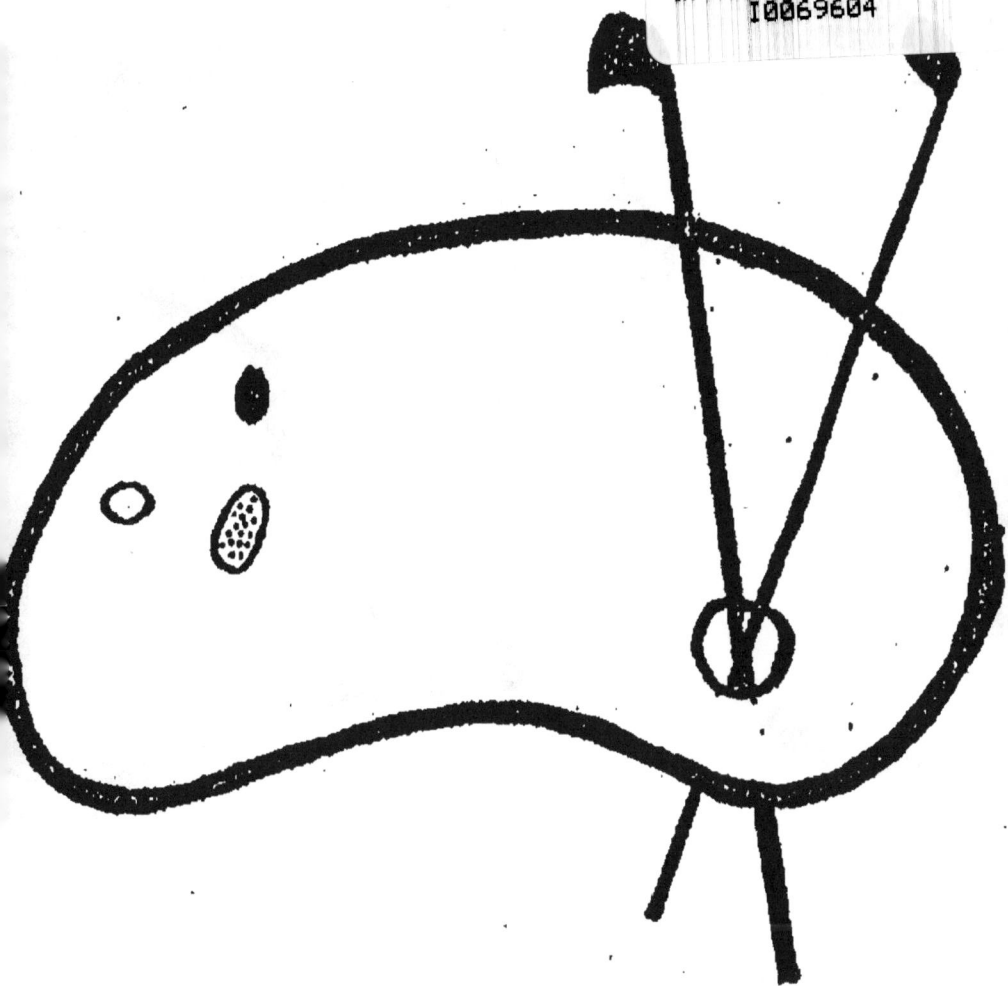

DEBUT D'UNE SERIE DE DOCUMENTS
EN COULEUR

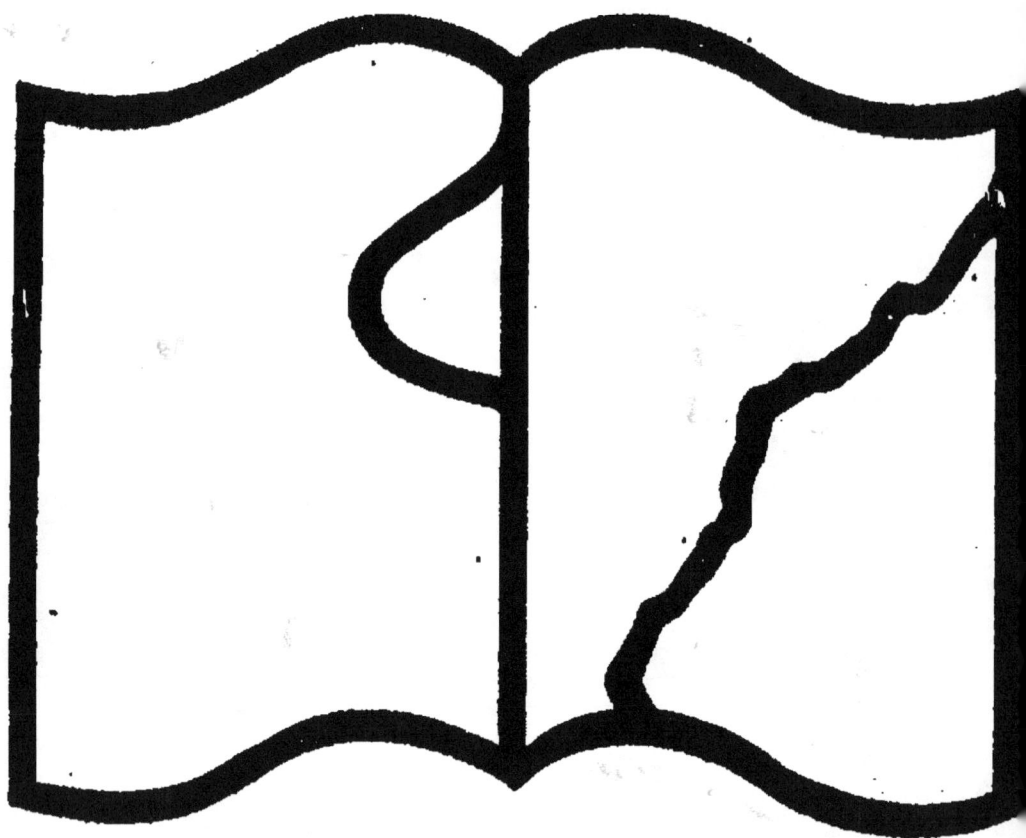

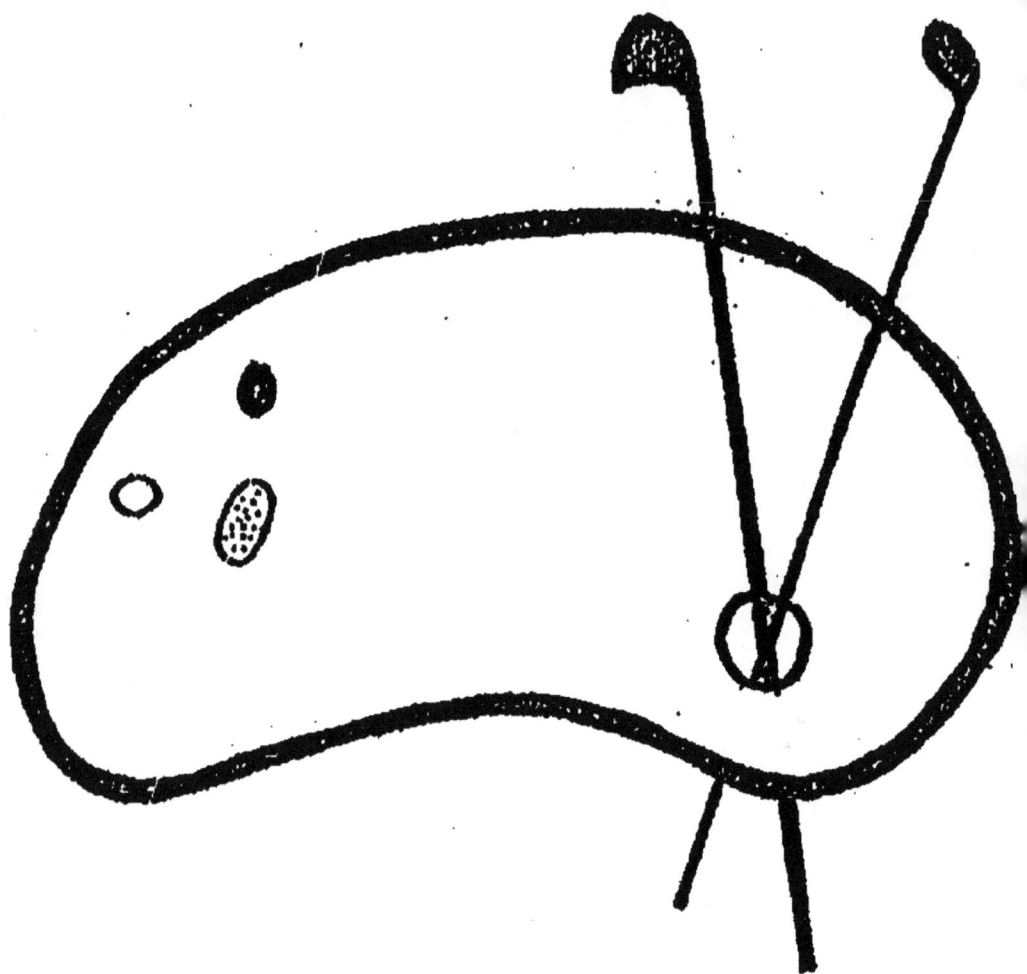

FIN D'UNE SERIE DE DOCUMENTS
EN COULEUR

MANUEL

DE

THÉRAPEUTIQUE THERMALE CLINIQUE

———

LES EAUX DE TABLE

PRINCIPAUX OUVRAGES DES AUTEURS

Archives générales d'Hydrologie, de Climatologie et de Balnéothérapie, publiées sous la direction de MM. PROUST, LÉGORDE, CONSTANTIN PAUL.

Rédacteur en chef : PAUL RODET.

OUVRAGES DE M. CONSTANTIN PAUL

I. — **Essai sur l'intoxication lente par les préparations du plomb, de son influence sur le produit de la conception.** Thèse inaugurale. 1861. Récompensée par l'Académie des sciences.

II. — **De l'antagonisme en pathologie et en thérapeutique.** Thèse pour l'agrégation. 1866.

III. — **De l'action thérapeutique des sulfites et des hyposulfites. — Les débuts de l'antisepsie.** 1865.

IV. — **Traité de Matière médicale de Thérapeutique (avec Trousseau et Pidoux).** 8e et 9e édition. 1867-1875.

V. — **Diagnostic et traitement des maladies du cœur.** 1re édit. 1883. Prix Monthyon, Académie des sciences. 1884. Prix Chateauvillard à la Faculté de médecine. 1885. 2e édition. 1887.

VI. — **De la transfusion nerveuse.** Académie de médecine, 10 mars 1892.

OUVRAGES DE M. PAUL RODET

De l'action des Eaux de Vittel sur la nutrition et de leur influence dans les maladies par ralentissement de la nutrition (Mémoire récompensé par l'Académie de médecine).

Manuel de thérapeutique et de pharmacologie, in-18, 730 pag., Paris. Steinheil.

Traité de la goutte, par sir DYCE DUCKWORTH, traduction française. Paris, F. Alcan. 1892.

Traité des Maladies du foie, par GEORGE HARLEY, traduction française. Paris, G. Carré. 1891.

Des climats et des stations climatiques, par HERMANN WEBER, traduction française, in-8. Sociétés d'éditions scientifiques. 1891.

Les Médecins à Pougues aux XVe, XVIe et XVIIe siècles, in-8. Paris, Lemerre. 1887. (Récompensé par l'Académie de médecine.)

De la Cholécystotomie et de la Cholécystectomie (Mémoire récompensé par l'Académie de médecine. Prix Amussat).

1600-92. — CORBEIL. Imprimerie CRÉTÉ.

MANUEL

DE

THÉRAPEUTIQUE THERMALE CLINIQUE

I.

LES EAUX DE TABLE

PAR MM.

Constantin PAUL

MÉDECIN DE L'HOPITAL DE LA CHARITÉ
PROFESSEUR AGRÉGÉ A LA FACULTÉ DE MÉDECINE
MEMBRE DE L'ACADÉMIE DE MÉDECINE

ET

Paul RODET

MÉDECIN CONSULTANT A VITTEL
RÉDACTEUR EN CHEF DES *Archives d'Hydrologie.*

PARIS

ASSELIN ET HOUZEAU

LIBRAIRES DE LA FACULTÉ DE MÉDECINE
PLACE DE L'ÉCOLE-DE-MÉDECINE

1892

PRÉFACE

Autrefois on n'avait pas à se préoccuper de la qualité de l'eau que l'on buvait. En dehors de certaines régions insalubres elle présentait toujours des garanties de potabilité très suffisantes. Cela tenait à ce que les grands cours d'eau, qui constituent les principales ressources pour l'approvisionnement des villes, étaient restés à peu près indemnes de souillure. Aujourd'hui il n'en est plus de même. Les fleuves, qui traversent les grandes agglomérations, subissent un tel degré de pollution, par le fait du déversement des eaux d'égout et des eaux industrielles, qu'il est impossible de les utiliser comme eaux de boisson. Cet état de chose crée une situation telle que toute personne, un peu soucieuse de sa santé, ne devra jamais faire usage d'une eau dont elle ne connaîtrait pas l'origine.

Aussi, en présence du danger possible qu'il peut y avoir à boire une eau quelconque, nous avons pensé qu'il pouvait être utile de faire connaître au public les sources très nombreuses dont on peut faire usage en toute sécurité. On sera certainement étonné en voyant la richesse énorme de la France en eaux qui peuvent être utilisées comme eaux de table. Nous donnons en effet l'analyse de plus de trois

cents sources qu'on peut ranger dans cette catégorie,
et encore n'avons-nous reproduit que celles qui ont
été autorisées par l'Académie de médecine.

Afin de faciliter les recherches nous les avons
groupées en deux tableaux : l'un, où elles sont divisées en quatre régions, ce qui permet de voir
immédiatement les sources que l'on peut avoir facilement à sa disposition, selon la contrée où les hasards
de la vie vous ont amenés ; l'autre, où chaque eau
est classée selon les tempéraments, ce qui permet à
chacun de voir de suite quelle est l'eau qui lui con-
viendra le mieux, toutes les fois qu'il pourra choisir
entre plusieurs sources.

Dans un chapitre spécial, nous avons exposé la
question de la bactériologie des eaux de table et des
eaux médicinales, question encore très à l'étude,
mais qui a cependant donné des résultats intéressants, surtout au point de vue de l'influence que les
microbes exercent sur la composition chimique des
eaux.

En somme, cet ouvrage est écrit dans un but
essentiellement pratique, il contient des documents
qui peuvent être mis à profit aussi bien par les
médecins que par les gens du monde, et nous espé-
rons qu'il pourra être utile à tous.

CONSTANTIN PAUL.

PAUL RODET.

TABLE ANALYTIQUE

BACTÉRIOLOGIE DES EAUX DE TABLE ET DES EAUX MÉDICINALES.

I. **Eaux de table.** — De la présence des micro-organismes dans les eaux. — De la formation d'hydrogène sulfuré dans les eaux. — Liste des différentes espèces bactériennes. — Mode d'accès des microbes dans l'eau. — Durée de la vie des microbes dans l'eau. — Degré d'importance du nombre des microbes dans l'eau.

DU CHOIX D'UNE EAU DE TABLE.

FIN DE LA TABLE ANALYTIQUE.

DES
EAUX DE TABLE

DES CONDITIONS QUE DOIVENT REMPLIR LES EAUX POTABLES.

Parmi les eaux qui peuvent nous servir pour les usages journaliers, il n'est pas indifférent de donner le choix à l'une quelconque d'entre elles. Il est nécessaire de faire une sélection qui devra être basée sur les caractères particuliers à chaque variété d'eau. Nous allons donc passer en revue les eaux de diverses origines que nous avons à notre disposition en établissant une balance entre les qualités intrinsèques qu'elles possèdent et les inconvénients ou même les dangers qu'elles peuvent présenter selon que leurs qualités primitives ont été plus ou moins atténuées ou même ont complètement disparu.

C'est ainsi que nous étudierons :

1º Les eaux de rivières, de fleuves, de canaux, de fossés, rus, drains ;

2º Les eaux des étangs et des marais ;

3º Les eaux de puits ;

4º Les eaux de citerne ;

5º Les eaux des neiges, des glaciers et des lacs ;

6º Les eaux de source.

1

Après avoir fait cette étude d'ensemble, il nous sera alors facile d'établir quels sont les caractères que doit présenter une eau potable. Nous aurons aussi à toucher à une question que nous ne ferons que présenter dans ses grandes lignes; nous voulons parler de celle des microorganismes, car si nous savons quel est le rôle qu'ils jouent vis-à-vis des principes constituants de l'eau, nous ne savons pas encore bien exactement comment ils peuvent impressionner l'organisme lorsqu'on les ingère avec l'eau de boisson. Nous ferons exception toutefois pour quelques microbes pathogènes, entre autres ceux de la fièvre typhoïde, du choléra, de l'impaludisme.

I. — Eaux de rivières et de fleuves.

Les eaux de fleuves ou de rivières reconnaissent des origines multiples. Ce sont :

1º Les sources qui émergent du sol; celles-là fournissent les eaux les plus pures;

2º L'eau des pluies qui se réunit en torrent pour former une rivière;

3º La fonte des neiges et des glaces comme cela s'observe pour le Rhône et le Rhin par exemple ; ces eaux ont l'inconvénient de n'être pas suffisamment aérées, à leur origine tout au moins ;

4º Quelquefois des cours d'eau naissent d'un marais ou sortent du sol spongieux de grandes forêts vierges dont le sol est surchargé de débris végétaux. Ces eaux contiennent alors une telle quantité de matières organiques qu'on doit les rejeter.

COMPOSITION CHIMIQUE DES EAUX DE RIVIÈRES. — Les eaux de rivières contiennent, au point de vue chimique, deux principes : des gaz et des matières fixes.

a. Gaz. — Les gaz sont les mêmes que ceux de l'air; ils n'en diffèrent que par leur rapport proportionnel, en particulier par une quantité beaucoup plus grande d'acide carbonique, que nous verrons plus tard servir à la dissolution des principes salins ou terreux avec lesquels les eaux se trouvent en contact.

La quantité totale de gaz varie de 16 à 50 centimètres cubes par litre, c'est-à-dire de 1,6 p. 100, soit en moyenne 3,25 p. 100 (Moleschott, Bolley).

La proportion de l'oxygène par rapport à l'azote est supérieure à celle qui existe dans l'air, il arrive même quelquefois que ces deux gaz sont en proportion égale. La quantité d'acide carbonique varie de 0,5 à 50 centimètres cubes par litre. Elle est en raison inverse de celle de l'oxygène, ce qui tient à ce que ce dernier est absorbé par les matières organiques pour servir à leurs oxydations, tandis qu'en retour celles-ci cèdent de l'acide carbonique à l'eau.

Le tableau ci-contre nous montre la quantité de gaz contenue dans l'eau des principaux fleuves d'Europe.

QUANTITÉ DE GAZ PAR LITRE.	LOIRE. Pont de Meung près Orléans.	GARONNE. En amont de Toulouse, juillet.	RHONE. Genève av. l'Arve, avril.	SEINE. Bercy, juin.	RHIN. Strasbourg, mai.
Acide carbonique..	0.0018	0.0170	0.0080	0.0102	0,0076
Azote.............	»	0.0157	0.0184	0.0120	0,0150
Oxygène..........	0.0202	0.0079	0.0084	0.0039	0,0074
	0.0220	0.0406	0.0348	0.0321	0,0300

On voit que, dans ces grands fleuves, les eaux renferment en général moitié plus d'azote que d'oxygène. L'acide carbonique s'y trouve contenu dans des proportions assez faibles, mais nous verrons plus loin qu'il en est généralement tout autrement après que les fleuves ont traversé des agglomérations humaines.

b. **Matières fixes.** — Celles-ci sont représentées surtout par des carbonates terreux, du chlorure de sodium que les eaux dissolvent grâce à la présence de l'acide carbonique. Leur quantité varie pour les grands fleuves d'Europe de 0gr,114 à 0gr,396 par litre. L'analyse a donné les chiffres suivants :

	gr.
Dans la Loire	0.134
— la Garonne	0.136
— le Danube	0.141
— le Rhône	0.182
— le Rhin	0.231
— la Seine (Bercy)	0.264
— la Marne	0.311
— la Tamise	0.340

Ces eaux, qui passent pour les meilleures parmi les eaux de fleuve, présentent donc comme caractéristique une quantité assez faible de matières fixes parmi lesquelles on constate la présence constante du carbonate de chaux dont la quantité ne s'élève pas au delà de 200 milligrammes par litre, ainsi que celle du chlorure de sodium, du fer et de l'acide silicique. Il y a également une petite quantité de matières organiques, ainsi que des traces d'iode et de fluor.

Nous verrons plus loin quelle peut être la valeur d'eaux de cette nature, car si on les jugeait d'après l'analyse chimique que nous venons de présenter, on serait exposé à de graves mécomptes. Ces eaux, en effet, sont remarquables par la variabilité qu'elles présentent dans leur composition chimique et dans leur état physique, ainsi que nous allons essayer de le montrer :

A. — VARIABILITÉ DANS LA COMPOSITION CHIMIQUE.

Si l'on examine une rivière depuis sa source jusqu'à son embouchure, on est frappé des différences notables qu'elle présente dans sa composition. Supposons, par exemple, qu'elle sorte d'un terrain secondaire, comme cela se voit le plus souvent, elle est pure, limpide, fraîche, agréable ; elle est peu minéralisée, généralement moins que celle du fleuve dans lequel elle se jette. Puis, si on la suit dans son parcours, on assiste à des changements qui vont en s'accentuant à mesure qu'elle s'éloigne de sa source. Elle est, en effet, exposée à des causes de souillure de toute nature. Dans la campagne, ce seront des détritus provenant de la décomposition des végétaux et des déjections de l'homme et des animaux. Dans les villes, ce seront des eaux d'égout, des eaux vannes, des eaux industrielles, en un mot, toute la pourriture inséparable de toute agglomération humaine. Durant ce long parcours, la rivière est en outre exposée à l'air, auquel elle emprunte, outre l'acide carbonique, qui augmente son pouvoir dissolvant, les germes de toute nature dont il est le véhicule. Si cela est vrai pour de petites rivières, il faut bien reconnaître toutefois que les grands fleuves présentent une composition chimique moins variable, à moins qu'il n'y ait des écarts très grands dans l'étiage du fleuve.

Quelles sont donc les causes qui ont le plus d'influence sur la composition des eaux? Elles sont au nombre de deux principales : 1º la chute des pluies et la fonte des neiges ; 2º l'éloignement de la source et le passage à travers des lieux habités.

a. **Influence de la chute des pluies et de la fonte des neiges.** — Cette cause produit des effets variables selon qu'on envisage la rivière à sa source ou assez loin d'elle. À la source, il y a simplement alors une augmentation de volume de l'eau, surtout au printemps, coïncidant avec une diminution de la minéralisation. Dans le parcours de la rivière, si l'eau est tombée sur un sol arable, elle se charge des matières minérales, telles que des phosphates, des chlorures, de l'azote, des sels ammoniacaux, des matières organiques végétales, et entraîne avec elle un limon jaunâtre qui met plus ou moins de temps à gagner le fond de la rivière et dont le moindre inconvénient est d'obstruer les filtres quand on veut se servir de cette eau pour les usages journaliers. C'est grâce à lui que l'eau reste longtemps trouble et jaunâtre ; il est formé en grande partie d'infusoires et de microbes.

Poggiale a analysé le limon pris dans l'eau de la Seine et y a trouvé la composition suivante :

Carbonate de chaux...............	60.31
— de magnésie...............	
Silice........................	35.60
Matières organiques...............	3.39
	99.30

D'autre part, l'analyse de la vase que dépose la Loire, à la suite d'inondations, a donné la composition suivante :

Matières organiques (dont 0.00043 d'azote)....	10.50
Résidu siliceux très ferrugineux et alumineux.	87.50
Alumine pouvant se dissoudre dans l'acide nitrique faible.....................	2.00
Potasse et acide phosphorique...............	traces.
	100.00

On voit donc, d'après cela, que la composition du limon varie selon la contrée où sont tombées les pluies.

Mais, outre ce limon, qui ne se produit qu'après les perturbations atmosphériques, les fleuves tiennent en simple suspension une certaine proportion d'éléments solides formés de silice, de chaux, d'argile et de fer. Ils sont d'une ténuité extrême, et c'est à leur présence constante que certains fleuves doivent leur coloration et en même temps leur dénomination. Tels sont le Rio-Colorado, qui contient du fer ; le fleuve Jaune, en Chine, qui renferme de l'argile ; la Weissbach, en Suisse, qui contient de la chaux, etc.

Poggiale a trouvé ces éléments dans la Seine dans la proportion de 7 à 118 milligrammes par litre. Bischoff donne les chiffres suivants pour quelques fleuves : l'Elbe 9 milligrammes, le Rhin 17 à 20, le Danube 92, le Mississipi 588, le Gange 2,7 à 1gr,943. On voit donc qu'ils sont très variables et l'on comprend parfaitement qu'ils puissent donner au fleuve une coloration particulière lorsqu'ils s'y trouvent en proportion notable.

La fonte des neiges a en outre pour résultat d'augmenter beaucoup le nombre des microorganismes; ainsi Schmelck [1] a fait l'analyse bactériologique de l'eau de Christiania et a signalé ce fait que, tandis que cette eau est d'habitude assez pure, sa teneur en bactéries augmente subitement lors de la fonte des neiges pendant laquelle elle peut atteindre un maximum de 5,000 germes par centimètre cube. Ce n'est pas que la neige soit riche en germes, c'est le contraire qui a lieu, car il n'y a trouvé que fort peu de bactéries. Selon lui, l'augmentation des bactéries dans l'eau à cette époque tiendrait à ce que la neige agirait mécaniquement en entraînant dans le sol les bactéries de la surface. Cette action mécanique serait encore aidée par l'action physique du sol gelé.

b. **Influence de l'éloignement de la source et du passage à travers les lieux habités.** — Au niveau même de la source, on constate un excès d'acide carbonique, mais à mesure que la rivière s'en éloigne, par suite du mouvement de l'eau et de ses heurts contre la rive, elle s'enrichit en oxygène. Ainsi, M. Bineau a analysé les eaux d'une des sources du Gier, au sommet du mont Pilat, puis quelques hectomètres plus loin après une série de cascades, et il a obtenu les résultats suivants :

	A la source.	300 mètres plus loin.
Acide carbonique................	5.9	1.0
Azote.........	4.9	7.5
Oxygène ,....................	4.0	16.1
	14.8	25.2

Ces chiffres sont très éloquents, car ils montrent qu'à quelques centaines de mètres plus loin de la source l'eau

(1) *Centralblatt für Bacteriologie und Parasitenk*, VIII, p. 102.

a perdu les quatre cinquièmes de son acide carbonique, en même temps que la quantité d'oxygène est quadruplée et que, par conséquent, l'eau, qui était lourde à son origine, est devenue légère et bonne à boire.

Mais il en est tout autrement quand le fleuve a traversé de grandes villes et s'est chargé de matières organiques qui, en s'oxydant, ont soustrait de l'oxygène de l'eau pour lui céder de l'acide carbonique. Ce fait est très frappant dans le tableau suivant, qui donne l'analyse des gaz de l'eau de la Tamise prise dans cinq localités situées en aval l'une de l'autre (Miller) :

	KINGSTON	HAMMER-SMITH.	SOMERSET HOUSE.	GREEN-WICH.	WOOL-WICH.
Acide carbonique..	30.3	»	45.2	55.6	48.3
Oxygène.........	7.4	4.1	1.5	0.25	0.25
Azote...........	15.0	15.1	16.2	15.4	14.5

Ce tableau montre, en effet, l'augmentation croissante de l'acide carbonique qui se fait parallèlement à la diminution de l'oxygène. Celui-ci arrive même à un chiffre assez bas pour qu'on puisse presque le considérer comme complètement disparu.

Cela est très important à savoir, car c'est précisément la quantité d'oxygène contenue dans une eau qui sert à la caractériser. On dit, en effet, qu'une eau est *altérée* quand elle a perdu une partie de son oxygène et qu'elle est *corrompue* quand elle a perdu tout l'oxygène dissous.

L'agent principal qui intervient pour opérer ces transformations, c'est la pollution que l'eau subit dans son passage à travers les grandes agglomérations. Ainsi, dans les eaux de la Tamise, on trouve des algues telles que des conferves, des diatomées; des infusoires, tels que des paramécies, des vorticelles, des leucophrys; des vers, tels que des anguillules, etc.

On y trouve également des éléments provenant de l'organisme ou des vêtements de l'homme, tels que des poils, des cellules d'épithélium pavimenteux, des filaments de laine, de lin, de coton, etc.

Toutes ces matières étrangères font subir à l'eau des modifications souvent considérables dans sa composition chimique. Ainsi, à Paris, un mètre cube d'eau de Seine puisé au pont de la Concorde contient, d'après Boussingault, 0gr,120 d'ammoniaque en temps ordinaire et des matières organiques en grande quantité. Après avoir traversé Paris, la composition n'est plus la même, les chlorures ont augmenté, il s'est formé des sels ammoniacaux, de l'urée provenant des égouts, de l'hydrogène sulfuré, etc. Dans les endroits où la pollution est à son maximum on trouve même des traces d'urate d'ammoniaque et jusqu'à 1 gramme d'urée et de matières extractives par litre.

Les usines jouent un grand rôle dans la souillure des rivières. Ainsi la Bièvre à Paris, qui dégage pendant l'été des gaz d'une odeur intolérable, renfermant 6 p. 100 d'hydrogène sulfuré, est tellement altérée, qu'à partir d'Antony, les herbes vertes, qui abondent sur ses rives, disparaissent complètement.

On peut classer les résidus que l'industrie mêle aux eaux de la façon suivante (Arnould) :

1° *Résidus encombrants.* — Ce sont les scories de la métallurgie, les mâchefers, la terre provenant du lavage des betteraves. Elles n'ont que l'inconvénient d'exhausser le lit des rivières ;

2° *Résidus odorants ou colorés.* — Les usines à gaz, les distilleries de goudron, de houille, les fabriques d'essence, les teintureries, les fabriques de couleurs envoient aux cours d'eau des liquides odorants ou colorés, qui ne sont pas toujours nuisibles ;

3° *Résidus acides.* — Ce sont les acides sulfureux, sulfurique, nitrique, hypochloreux, chlorhydrique.

1.

Les eaux résiduaires de la métallurgie du zinc, des fabriques de bleu contiennent de l'acide sulfureux en dissolution.

Celles provenant des usines où on fabrique l'acide sulfurique, l'acide stéarique, l'acide chlorhydrique à l'aide du sel marin, la potasse, par le procédé Leblanc ; où l'on fait l'affinage des métaux, la raffinerie de l'huile, la rectification du pétrole, le blanchiment de l'amidon, la fabrication de la paraffine ; les fonderies de suif, les distilleries contiennent de l'acide sulfurique.

L'acide nitrique se trouve dans les eaux résiduaires des fabriques où on l'emploie : par exemple, dans celles des fabriques de nitroglycérine. Le Dr Leblanc, d'Oplaaden, rapporte que dans les premiers temps de la fabrication de la dynamite dans sa région, les eaux résiduaires déversées sur le sol ou dans les puisards ont modifié la nature du sol en épuisant les carbonates par les acides, de telle sorte que les eaux météoriques continuent à laver les composés qui en sont résultés et que l'eau souterraine ne sera pas pure avant de longues années.

Les hypochlorites de potasse, de soude, de magnésie employés dans le blanchiment rapide des tissus végétaux et dans la fabrication du papier fournissent aux eaux résiduaires du chlorure de chaux, des acides chlorhydrique et sulfurique.

Tous les acides répandus sur le sol en quantité suffisante présentent cet inconvénient qu'ils augmentent outre mesure la perméabilité en dissolvant la partie calcaire du terrain, y pratiquent des lacunes et des voies imprévues qui peuvent troubler singulièrement les résultats de l'irrigation (Arnould).

4° *Résidus toxiques.* — Ce sont les résidus arsenicaux provenant du travail des mines d'arsenic, des fabriques de fuchsine, de couleurs d'aniline, de papiers peints, ainsi que ceux des industries qui manient le plomb, le phosphore, le mercure.

5° *Résidus putrides.* — Ce sont toutes les matières

organiques mortes provenant des abattoirs, des ami-
donneries, des féculeries, routoirs, peignages de laine,
tanneries, papeteries, etc.

6° *Résidus infectieux*. — Les eaux provenant des abattoirs, des lieux d'équarrissage, de lavage des linges de
malades peuvent entraîner dans l'eau des micro-organismes infectieux, dont nous verrons plus loin le rôle.

Pour donner une idée du degré de pollution que peuvent subir des rivières qui traversent des cités industrielles, nous citerons, d'après Corfield, l'Aire et le Calder
qui se rejoignent au-dessous de Leeds. Ces cours d'eau
reçoivent chaque jour plusieurs millions de gallons (1)
de souillures de toute nature : matières fécales, urines,
cadavres d'animaux, débris d'abattoirs, eaux des filatures
de laine ou de coton, des corroieries, tanneries, fabriques
de produits chimiques, scories de forges, boues de la
voie publique, etc. Les eaux sont tellement noires et fé-
tides que leurs émanations donnent des nausées.

Toutefois, quand la masse d'eau d'un fleuve ainsi
souillé est très considérable, il s'y passe des modifications qui permettent d'en faire usage au bout de quelque
temps. Ainsi, les marins anglais qui s'embarquent pour
un long voyage font une provision de l'eau de la Tamise
puisée au-dessous de Londres et renfermant par conséquent toutes les impuretés qu'y déverse une ville aussi
populeuse. Au bout de quelques jours cette eau est cla-
rifiée, elle a subi une sorte de fermentation, laissé
échapper des gaz et déposé un sédiment. Elle paraît
alors pouvoir être employée sans danger.

Le professeur Ripley Nichols (2), de Boston, a attribué
cette épuration spontanée de l'eau des fleuves à trois
ordres de causes :

1° L'oxydation des matières organiques et la destruction de certaines impuretés par les poissons et les micro-
organismes ;

_____

(1) Le gallon représente 4,5 litres environ.
(2) *On drinking Water and public Water supplies*, New-York, 1879.

2° La précipitation sous forme de sédiments produits par la combinaison avec les matières organiques de certains principes que renferment souvent les eaux industrielles (métallurgie, tanneries) et qui forment ainsi des composés insolubles qui gagnent le fond de l'eau ;

3° La dilution qui se produit d'une façon inévitable quand la masse d'eau est assez considérable.

Ainsi, la Seine, qui est dans un état d'infection absolue à Saint-Denis, devient à peu près pure à Mantes. Le Mississipi, sur un parcours de plus de 100 lieues, se débarrasse si bien des matières organiques et des gaz nuisibles, qu'à la Nouvelle-Orléans ses eaux sont douces et potables.

Mais il faut bien dire que cette épuration spontanée est peut-être plus apparente que réelle et que si les eaux se clarifient, cela ne veut pas dire qu'elles sont devenues inoffensives, comme nous le verrons plus loin.

On peut juger approximativement du degré de corruption d'une eau d'après la nature des végétaux et des animaux qui y vivent. Ainsi on trouve :

a. Dans l'eau pure : le cresson de fontaine, la plus délicate des plantes ; l'*arundo phragmites* (roseau commun) ; des épis d'eau ; les véroniques ; la *physa fontinalis*, la *valvata piscinalis*.

b. Dans les eaux médiocres : les roseaux, patiences, ciguës, menthes, salicaires, scirpes, joncs, nénuphars ; les *limnea ovata* et *stagnalis*, *cyclas cornea*, *bythinia impura*, *planorbis corneus*.

c. Dans les eaux corrompues : des algues sans chlorophylle, des *beggiatoa alba*, des euglènes, des oscillariées, des bactéries. Aucun mollusque ne peut y vivre.

Sans vouloir étudier en détail toutes les causes de pollution des eaux et leur influence, nous devons cependant signaler le danger principal auquel s'exposent ceux qui font usage d'eaux de cette provenance. Nous voulons parler de la présence d'éléments figurés, en particulier des bacilles de la fièvre typhoïde, du choléra et peut-être de celui de la tuberculose et d'autres maladies endémiques. On sait, en effet, que la Seine, le Gange, le Nil, c'est-à-dire trois fleuves souillés de détritus de toute nature, sont les trois grands centres de la fièvre typhoïde, du choléra et de la peste.

B. — VARIABILITÉ DANS L'ÉTAT PHYSIQUE.

Les eaux subissent de grandes variations dans leur aspect, dans leur limpidité et dans leur température. Nous avons vu plus haut comment de grandes pluies pouvaient altérer la limpidité d'un fleuve et lui faire charrier un limon qui en rendait les eaux jaunâtres. Mais les variations de la température leur font subir des modifications bien plus importantes.

Ainsi des analyses répétées de l'eau du Rhône faites à différentes saisons ont montré que les gaz dissous dans l'eau variaient avec les différents mois de l'année et que les sels de chaux s'y trouvaient en plus grande quantité aux mois de février et de mars. Pour la Seine, la quantité des sels dissous augmente en été.

D'une façon générale, on peut dire que la température d'une rivière se rapproche de celle de l'air. S'il s'agit d'un grand fleuve, elle est en hiver de 1° à 5° plus élevée que celle de l'air; en été, elle est plus basse de 0,7 à 3°; en avril et octobre, elle a sensiblement la température des sources de la région.

En hiver, quand les eaux de fleuves se congèlent, elles peuvent subir de ce fait une modification dans leur composition, car la glace ne contenant pas ou presque pas de sels, il s'ensuit que, le volume de l'eau diminuant, le résidu fixe augmente par litre.

La température exerce encore une influence très importante sur la teneur en matières organiques d'une eau. Ainsi, par exemple, des fleuves tels que la Loire d'Orléans à la mer, la Somme près d'Amiens, la Saône de Mâcon à Lyon, l'Ourcq aux environs de Paris, etc... qui ont une pente presque insensible et dont le cours est très ralenti, s'échauffent très facilement et leurs eaux remplissent en été les conditions les plus favorables à l'accumulation des matières organiques et à la multiplication des microorganismes qu'ils peuvent renfermer, car rien ne favorise mieux leur développement que l'élévation de la température jointe au calme de l'eau. La rapidité du courant est donc une des conditions indispensables à la pureté d'une rivière.

En somme les eaux de rivières étant sujettes aux causes d'altération de toute nature que nous venons de passer en revue, on doit ne les employer qu'avec les réserves que nous indiquerons plus loin.

II. — Eaux de canaux, de fossés et de drain.

Les canaux ne sont que des rivières artificielles créées par l'homme pour les besoins de l'industrie et du commerce. Ils sont sujets, par conséquent, à toutes les causes de corruption des fleuves. Desservant généralement de grandes cités industrielles, ils forment un réservoir tout indiqué pour les détritus des fabriques.

Leur courant extrêmement ralenti pour favoriser la navigation se trouve en même temps favoriser l'accumulation des matières organiques et le développement des microorganismes. A tous les points de vue, ils ont donc tous les inconvénients des fleuves sans en avoir les avantages, au point de vue de la qualité des eaux, bien entendu. Il n'existe que peu d'analyses de ces eaux ; nous allons toutefois relater celles qui ont été faites :

Le canal de Hazebrouck (Alsace) contient 0,685 de principes fixes, parmi lesquels les carbonates de chaux et de magnésie figurent pour 0,160, les sulfates et chlorures pour 0,250 et les matières organiques pour 0,030.

Le canal de Bercy contient 0,403 de principes fixes.

L'envasement des canaux est quelquefois si considérable que les eaux en deviennent croupissantes. A Paris, les boues du canal Saint-Martin renferment de 8 à 38 p.

100 de matières organiques. A Nantes, les eaux du canal de Bretagne, prises près de son fond, renferment 49 milligrammes d'ammoniaque par litre, en été.

Les eaux de fossés, rus et drains se chargent d'une quantité de sels, qu'elles dissolvent et de matières organiques en grand nombre. La plupart du temps elles sont croupissantes et sont exposées à toutes les causes de pollution dues à la stagnation, aux variations de température, à l'action de la lumière et de la chaleur solaire.

Il faut donc s'abstenir de faire usage des eaux de cette catégorie.

III. — Eaux des étangs et des marais.

Les eaux d'étangs et de marais forment le type des eaux stagnantes. Un étang est constitué par une excavation dans laquelle les eaux de pluie viennent se collecter et dont le fond argileux les empêche de filtrer à travers le sol.

On sait peu de choses sur la composition chimique de ces eaux. M. Maumené a analysé celle des marais de Saint-Brice, près de Reims, et n'y a trouvé que $0^{gr},180$ de résidu fixe dont 0.170 de carbonate de chaux. D'après Bineau, dans les eaux d'étang, privées de végétaux, on peut rencontrer de $0^{gr},005$ à $0^{gr},0075$ d'azotates par litre, tandis que l'ammoniaque n'y est qu'en quantité presque insaisissable. Au contraire, dans les eaux de marais, où la végétation prospère, l'acide azotique est remplacé par une dose très sensible d'ammoniaque, indice de la décomposition des matières organiques.

Quand une eau stagnante est au contact de l'air et de la lumière, les matières organiques subissent des modifications qui amènent la génération d'êtres inférieurs connus sous le nom de matière verte de Priestley.

Selon Wagner, cette matière est formée par les cadavres innombrables d'infusoires qu'on appelle *Euglena viridis*.

Une autre variété, appelée *Euglena sanguinea*, est susceptible de colorer l'eau en rouge. Il est probable que les eaux que, selon la Bible, les Égyptiens crurent changées en sang, lui devaient leur couleur.

Ces êtres inférieurs accomplissent au sein de l'eau des phénomènes de vitalité qui donnent lieu à des réactions diverses qui en modifient la composition et que nous allons passer en revue.

Marchand (1) considère les trois cas suivants :

1° *Les eaux sont exposées à l'action de la lumière.* — La surface de l'eau ne tarde pas à se recouvrir d'une matière verte, quelquefois rouge, qui va en augmentant, gagne toute la masse et même se dépose au fond. Quand, par son abondance, elle a formé une sorte d'écran qui intercepte les rayons lumineux, on voit alors se développer de nombreux organismes microscopiques, dont les générations se succèdent rapidement et augmentent la quantité des matières organiques qui se déposent en subissant la fermentation putride. L'eau possède alors des propriétés nuisibles, car si on la filtre, on l'obtient colorée en jaune ; elle est neutre vis-à-vis des matières colorantes ; cette eau possède une saveur fade et désagréable, elle réduit les sels d'or et empêche la réaction de l'iode sur l'amidon. L'analyse y décèle une proportion notable d'albumine végétale, ainsi que de l'humus en quantité considérable. Malgré cela, l'air qu'elle retient en dissolution est très oxygéné, parce qu'une des propriétés de la matière verte est de sécréter une grande quantité d'oxygène pur.

2° *Les eaux sont recouvertes d'espèces végétales, mais n'en baignent aucune.* — Les phénomènes de la végétation sous l'influence des rayons solaires s'accomplissent d'une façon régulière et normale. Sous la nappe de verdure, il se développe de nombreux animalcules microscopiques. Avec le temps, les débris des végétaux et de ces animalcules s'accumulent dans les couches inférieures

(1) *Mémoires de l'Académie de médecine*, 1855, t. XIX.

du liquide et contractent, comme dans le cas précédent, la fermentation putride, mais à un degré
plus énergique. L'eau se colore en jaune fauve, elle
répand une odeur de matière organique en décomposition, et quand elle contient des sulfates, elle peut exhaler
de l'hydrogène sulfuré. Elle est faiblement alcaline. L'a-
nalyse y décèle toujours des quantités très appréciables
de matières albumineuses, qui lui communiquent la faculté de mousser par l'agitation. Sa couleur est due à la
présence de l'humus dissous. La proportion d'air atmosphérique s'y élève, en moyenne, à 22 centimètres cubes
par litre, et il est ordinairement formé de 20 d'oxygène
pour 80 d'azote.

Ces eaux réduisent les sels d'or sous l'influence de la
chaleur et dissimulent l'action de l'iode sur l'amidon,
plus que celles de la précédente et de la suivante, mais
comme elles aussi, elles sont pauvres en CO^2.

3° *Les eaux portent à leur surface des végétaux en
grand nombre qu'elles baignent.* — Ces eaux contiennent
comme les précédentes de nombreux animalcules ; mais,
grâce à l'action des plantes qu'elles baignent, les phénomènes de putréfaction qui s'y développent cessent
d'être appréciables à l'odorat. Néanmoins, l'humus dissous en excès colore encore le liquide en jaune pâle et
lui communique souvent une réaction légèrement acide
qu'on peut toujours y retrouver, en même temps que des
matières albumineuses dont la quantité varie. L'air
qu'elles contiennent est aussi abondant et aussi oxygéné
que dans les précédentes. Leur saveur est fade et souvent désagréable.

Sous l'influence réductrice des phénomènes de putréfaction, les nitrates se transforment en sels ammoniacaux dont la proportion doit se trouver accrue, si elle
n'est absorbée par les végétaux. Cette ammoniaque ainsi
produite opère la dissolution de l'humus. Les sels dissous
diminuent de proportion en passant dans la constitution
des êtres organisés (Marchand).

Parmi les animalcules qui donnent lieu aux phéno-

mènes que nous venons d'étudier, nous citerons : le *daph-
nia pulex*, le *cyclops quadricornis*, l'*euplotes charon*,
l'*oxytricha gibba*, des spores, des monades, des vibrions,
des bactéries, des actinophryens, des amides, des vorticelles, des paramécies, des rhizopodes, des trachéliens,
des euglènes, des rotifères, des anguillules. On trouve
aussi des œufs d'ascarides, de distomes, de cestoïdes, etc.

Certains infusoires peuvent donner à l'eau une coloration verte, tels sont les suivants : *monas bicolor, uvella
bodo, cryptomonas glauca, euglena viridis, chlamidomo-
nas pulvioculus*.

Le genre *stentor cæruleus* forme, à la surface des
objets qui se trouvent dans l'eau, des couches de couleur
bleue ; le *stentor aureus* des couches orangées ; les *gallionella ferruginea, naviculæ* et *gomphornemata* des couches de couleur rouille.

Suivant M. Gros, les euglènes éprouvent pendant le
cours de leur existence des phénomènes de transformation extrêmement curieux. Dans certains cas, ils s'enferment dans une sorte de cocon, puis donnent lieu à des
infusoires d'un ordre plus élevé (*rotateurs nématoïdes*) ;
dans d'autres circonstances, ils éprouvent une parifis-
sure, se divisent en 2, 4, 6,..... 64 cellules égales, dont la
plupart, chose singulière, se changent en conferves tandis
que d'autres donnent : 1° des *navicules*, des *desmidiens*,
des *zygnémiens* qui s'éteignent sans postérité ; 2° des
animalcules utriculeux, *vorticelles, plœscomiens, oxytri-
qués*, etc., qui peuvent ensuite produire par leurs métamorphoses des espèces ascendantes capables de se multiplier par division spontanée. Ces diverses métamorphoses dépendent beaucoup de l'influence de la lumière.

Quant aux productions cryptogamiques, ce sont surtout des mucédinées, la *conferva crispata*, la *conferva
bombycina*, la *conferva vesicata*, le *meloseira, varians*,
l'*orchalcœa*, des algues telles que les *spiropyra, zygnema,
œdogonium* qui s'attachent aux rochers ou forment une
pellicule verte. D'autres sont microscopiques, comme le
clathrocystis cœruginosa. On y voit aussi des végé-

taux de la famille des Nostochinées tels que l'*Anabœna circinalis*.

Les microorganismes qu'on y rencontre le plus souvent sont les suivants : *spirillum rugula, spirillum serpens, spirillum tenue, spirillum undula, spirillum volutans, cladothrix dichotoma,* les *micrococcus ureæ, M. cinnabareus, Bacillus fluorescens putridus, B. erythrosporus, B. fluorescens liquefaciens, B. ureæ, B. mesentericus fuscus, B. mesentericus vulgatus, B. tremulus,* etc.

Si l'on songe que cette flore et cette faune sont représentées par des quantités innombrables d'individus de la même espèce, on comprendra quelle intensité peuvent présenter les phénomènes de putréfaction dont nous avons parlé plus haut. Les gaz miasmatiques et délétères qui en sont la conséquence peuvent devenir si denses que l'approche seule de certains marais et des lacs sacrés des solitudes et pèlerinages célèbres de l'Inde est quelquefois dangereuse pour le voyageur. Le danger serait encore bien plus grand si l'on venait à boire de pareilles eaux, car l'on sait très bien aujourd'hui que les fièvres paludéennes sont causées par la présence dans le sang d'un hématozoaire qu'on trouve dans les eaux de cette nature.

Malgré les dangers que peut présenter la boisson d'une eau où il se passe de pareils actes vitaux, il y a cependant encore en France un certain nombre de pays qui ne boivent que de l'eau d'étangs. Sans parler de Versailles qui ne s'alimente qu'avec l'eau des étangs, que Louis XIV avait aménagés pour une toute autre destination, on trouve encore toute la Sologne, une partie du pays de Caux, la Bresse, les populations de la Camargue qui n'ont d'autre boisson que des eaux marécageuses.

Nous pouvons donc conclure que des eaux renfermant une aussi grande quantité d'impuretés que les eaux des étangs et des marais constituent une boisson détestable. Il est bien évident que si l'on n'en a pas d'autre à sa disposition, on sera bien obligé d'en faire usage après les avoir filtrées, mais il faudra avoir soin de les purifier en les soumettant à l'ébullition. Comme cette pratique a pour conséquence de faire perdre à l'eau toute sa saveur et de la désaérer, il sera bon de la boire sous forme d'infusion aromatique comme du thé par exemple.

IV. — Eaux de puits.

L'eau de puits s'obtient en creusant le sol à une certaine profondeur qui varie selon les localités, jusqu'à ce qu'on rencontre la nappe souterraine.

D'une façon générale, qu'il s'agisse de la ville ou de la campagne, l'emplacement du puits est toujours choisi de façon qu'il soit le plus à portée de l'habitant, c'est-à-dire le plus près possible de la maison ; habituellement c'est dans la cour et souvent très près de la fosse d'aisances. Très fréquemment, le pourtour de son orifice est un petit marécage formé par la réunion des eaux des lavages qui se font auprès du puits. Quand son orifice est à découvert, il constitue une bouche toute prête à recevoir les souillures de toute nature de l'atmosphère, souillures qui peuvent être des agents infectieux. Les puits qui sont munis d'une pompe sont moins exposés à ce genre de pollution ; cependant, la garantie n'est pas toujours suffisante.

En outre, les puits sont toujours construits avec des matériaux calcaires agglomérés entre eux à l'aide de mortier, de sorte que leurs eaux se chargent constamment de carbonate et de sulfate de chaux, de chlorures alcalins et terreux, de sels d'alumine, d'azotates, etc. En dehors de cette dissolution des sels précédents, qui s'opère par le contact de l'eau avec les matériaux qui ont servi à la construction du puits, l'eau reçoit un apport supplémentaire de sels calcaires, grâce à l'infiltration des eaux de pluie et des eaux ménagères qui, avant d'arriver jusqu'à la nappe qui forme les eaux du puits, ont rencontré sur leur chemin des substances terreuses dont elles ont dissous une partie des sels qu'elles en-

traînent avec elles. Mais cette surcharge de sels calcaires n'est qu'un des moindres inconvénients qu'entraîne
l'infiltration des eaux de toute nature qui se trouvent à
la surface du sol, dans le voisinage du puits. Il ne faut
pas oublier, en effet, que les eaux d'infiltration entraî-
nent avec elles les matières organiques et les germes
de toute nature qui peuvent se trouver sur le sol. Il est
vrai qu'à ce point de vue, la terre forme une sorte de
filtre, et que, si le puits est un peu profond, il y a des
chances pour que tous les germes aient été retenus
dans les couches supérieures du sol. Aussi, là n'est pas
le plus grand danger que présentent les eaux de puits.
L'objection capitale que l'on peut faire, en effet, à
l'usage des eaux de puits, réside dans la possibilité des
infiltrations des liquides de fosses d'aisances qui peuvent y amener les microbes pathogènes de la fièvre typhoïde, du choléra, ainsi que cela a été constaté trop
souvent.

En réalité, on peut formuler ce principe, c'est que
s'il existe autour d'un puits une cause quelconque qui
donne lieu à la production de matériaux de déchets, industriels ou autres, on peut être sûr de les retrouver
dans les eaux du puits, soit en nature, soit à l'état de
transformation. Ainsi, M. Larocque a pu reconnaître
dans l'eau de deux puits, situés aux portes de Paris près
d'une fabrique d'alcool, les acides valérianique et acé-
tique provenant de vinasses répandues dans un réservoir
dont le liquide entraîné par les eaux pluviales commu-
niquait avec le puits.

M. Jules Lefort (1) a retrouvé dans l'eau d'un puits
assez rapproché d'un cimetière, des matières organiques qui avaient pour origine des cadavres en putréfaction. Il n'est pas nécessaire pour cela que le puits soit
dans le voisinage du cimetière, il peut en être à une
certaine distance sans que cela empêche l'infiltration de
se faire. Ainsi, M. Robinet a trouvé dans l'eau de plu-

(1) *Journal de pharmacie*, t. XIV, 1871.

sieurs puits d'Épernay une quantité relativement considérable de chlorure de calcium qui avait pour origine du chlorure de chaux ayant servi à désinfecter des cadavres de soldats prussiens enfouis dans un cimetière assez loin de ce puits.

Tous les faits que nous venons de rapporter établissent donc bien la réalité de la contamination des eaux de puits par des causes diverses. Nous en trouvons encore la confirmation dans l'analyse chimique de ces eaux. Boussingault a constaté, en effet, dans l'eau des puits de Paris, une proportion d'ammoniaque bien supérieure à celle qu'on trouve dans l'eau de Seine. Ainsi, l'eau de ce fleuve, prise au pont de la Concorde, lui a donné 0gr,120 de carbonate d'ammoniaque par mètre cube, tandis qu'un puits rue du Parc-Royal en contenait 1gr,320, celui d'une maison quai de la Mégisserie en renfermait 30gr,330 et place de la Bastille 34gr,350. C'est, du reste, cette circonstance qui fait que les boulangers préfèrent de beaucoup cette eau pour leur levain.

En tout cas, cela prouve l'existence de matières azotées en décomposition et, par conséquent, c'est la preuve d'une souillure dont on appréciera le degré d'après le chiffre de l'ammoniaque.

Outre cette souillure que nous révèle l'analyse chimique, l'examen micrographique montre la quantité de microorganismes qui peuvent vivre et se développer dans ces eaux. On a trouvé les chiffres suivants :

	Bactéries par cent. cub.
Puits rue Princesse	3.555
— rue Lecourbe	7.285
— artésien (place Hébert)	198
— rue des Prêtres-St-Germain-l'Auxerrois	720
— rue Guénégaud	4.710
— avenue de Châtillon	16.125
— rue Cadet	15.000
— rue Saint-Rustique (Montmartre)	31.670
— rue de Flandre	59.835
— Abec (Asnières)	1.375

	Bactéries par cent. cub.
Puits place du Marché (Asnières)	1.000
— du Jardin de la Ville (Asnières).......	3.650
— Chevrier (Asnières)	16.550
— Triche (Choisy-le-Roi)..............	665
— rue de l'Église (Bezons)............	1.195
— Provins (Créteil)...................	0.860
— communal (Créteil)..................	25.500
— Rotrou (Gennevilliers)..............	12.500
— Fournaise (Petit Gennevilliers)........	670
— Poissons (Gennevilliers)..............	24.000
— Houille (Maisons-Alfort)............	050
— Bollast (route d'Ivry) (Alfort)...........	520
— Ané (Alfortville)...................	1.500
— Courtille (Alfort)	31.000
— de la station (Maisons-Alfort)........	25.900
— Pommier (Villeneuve-Saint-Georges)...	1.720

Nous pourrions prolonger cette liste sans la rendre plus instructive, car ces chiffres sont tellement variables qu'ils ne paraissent pas avoir une signification bien précise. Il est bien probable que la cause de cette richesse si différente en bactéries tient à l'élévation ou l'abaissement de la nappe souterraine. Nous verrons plus loin quelle est l'importance de la richesse plus ou moins grande d'une eau en bactéries, et les considérations que nous présenterons à cet égard pourront s'appliquer également à la question des puits.

L'eau de puits n'est pas seulement dangereuse parce qu'elle peut être le véhicule par l'intermédiaire duquel se propagent certaines maladies infectieuses; elle peut, par sa constitution chimique seule, donner lieu à des états morbides divers. Ainsi, à la fin du siècle dernier, les habitants de Reims ne buvaient que de l'eau de puits, et Thouvenel a rapporté qu'à cette époque on comptait un goitreux et un cancéreux sur trois personnes. Cette proportion diminua de plus de moitié quand la ville put s'approvisionner de l'eau de la Vesle. Les mêmes accidents pathologiques ont été observés dans l'arrondissement de Laon, et cette ville y a échappé quand elle a cessé de boire l'eau de ses puits.

Dans tout ce qui précède, nous n'avons parlé que des puits des grandes villes; cela peut-il s'appliquer à ceux qui sont creusés dans les campagnes? Il est difficile de répondre à cela d'une façon catégorique. Il est certain que les puits qui existent dans les maisons de village sont exposés aux mêmes sources de contamination que ceux de la ville et que même ils ont en plus l'infiltration des eaux de purin.

Mais si, au lieu d'être dans le village, le puits se trouve au milieu des champs, assez loin de toute source de corruption, s'il est entretenu par la filtration des pluies à travers un terrain sablonneux, ou par les sources du sous-sol ou par des courants souterrains, et si les eaux se renouvellent souvent, elles pourront alors présenter des conditions qui les rendront potables sans danger.

La question du renouvellement des eaux de puits est en effet capitale, car, dans le cas contraire, celles-ci deviennent croupissantes et présentent tous les inconvénients des eaux stagnantes que nous avons étudiées précédemment. Ce qui augmente surtout le danger de pareilles eaux, c'est qu'elles constituent un excellent terrain où vont pulluler tous les germes possibles qu'on peut rencontrer dans les eaux. Pettenkofer a montré très clairement comment cette multiplication se trouvait favorisée lorsque, par la sécheresse, la nappe d'eau souterraine s'abaisse. Elle laisse alors les canaux souterrains qui servent à l'alimentation du puits dans un état d'humidité et de température très favorable à la reproduction des microorganismes, puis quand revient la saison des pluies, le niveau de l'eau s'élevant, toutes les colonies de microbes de toutes sortes sont entraînées dans les eaux du puits, qui constitue alors un véritable cloaque.

En résumé, il faut rejeter absolument toute eau provenant de puits creusés au milieu d'une agglomération humaine, si petite qu'elle soit; car cette eau peut être très bonne pendant de longues années, puis, à un moment donné qu'on ne peut prévoir, elle peut être contaminée sans qu'on le soupçonne et alors devenir une source de dangers.

Le fait suivant, rapporté par G. Roux (1), est à cet égard des plus typiques.

Un des restaurants les plus renommés de Lyon possédait un puits dont l'eau était si fraîche et si bonne, que certaines personnes venaient prendre leurs repas dans cet établissement de préférence à un tout voisin et aussi renommé, uniquement à cause de cette eau, et de tous les côtés les voisins demandaient à s'alimenter à cette pompe idéale. Or il advint, il y a deux ans à peine, qu'un très grand nombre de garçons de ce restaurant eurent successivement la fièvre typhoïde. On fit l'analyse chimique de l'eau du puits et on la déclara excellente. L'analyse bactériologique démontra une quantité considérable de *bacillus coli communis*, qui témoignaient d'une communication certaine du puits avec la fosse d'aisance qui, du reste, était voisine. M. Roux ne put déceler la présence de véritables bacilles d'Eberth. On ferma le puits et depuis il n'y eut plus d'autres cas de fièvre typhoïde.

On n'acceptera donc que de l'eau de puits creusés au milieu des champs et présentant les conditions que nous avons relatées plus haut.

Il n'y a pas encore longtemps que l'on admettait que l'on pouvait faire usage d'eau de puits quand ceux-ci présentaient les conditions suivantes : grande profondeur (au moins 30 mètres), creusement dans le grès, le sable ou la craie ; revêtement de la paroi par du ciment dans la partie supérieure et par une maçonnerie perméable dans la partie inférieure afin que l'eau pénétrât par en bas après s'être filtrée dans une grande épaisseur de terre ; entourage de l'orifice supérieur par une margelle couverte pour empêcher l'écoulement des eaux superficielles et la pénétration des poussières atmosphériques.

(1) G. Roux, *Précis d'analyse microbiologique des eaux*. Paris, 1891, p. 254.

Il faut aujourd'hui revenir sur cette opinion, car les travaux récents de M. Koch et de M. Fraenkel ont montré, de la façon la plus évidente, les différences profondes qui séparent, au point de vue hygiénique, les puits maçonnés et ouverts à l'air de ceux qui sont formés uniquement par le tube plongeant de la pompe alimentaire. Sans vouloir entrer dans trop de détails à ce sujet, nous nous bornerons à reproduire, d'après M. Duclaux (1), les parties principales qui touchent au sujet qui nous occupe.

Dans les puits maçonnés, alors même qu'ils sont clos à leur partie supérieure, alors même qu'ils sont voûtés, la maçonnerie, à laquelle on ne peut donner de bases solides, et qui repose nécessairement sur un sol imprégné d'eau, finit par jouer dans toute sa hauteur, et par faire du puits un appareil de drainage pour toute la région du sol avoisinante. Comme c'est près du puits qu'on lave le linge, comme le puits est toujours voisin des bâtiments d'habitation ou d'exploitation, son fond finit par se couvrir d'une couche de boue chargée de matières organiques. A plus forte raison s'il est découvert, et s'il peut recevoir ainsi des cadavres d'insectes ou d'animaux, ou des feuilles mortes. Tout puits, si hermétiquement clos qu'il soit, est d'ailleurs envahi par la végétation, et le résultat de toute végétation est nécessairement un fumier. Quand on se rappelle les quantités considérables de matière organique que M. Boussingault a signalées dans certains puits de Paris, on n'a pas de peine à comprendre que M. Fraenkel ait trouvé un cloaque au fond des puits de l'Institut d'Hygiène de Berlin, et ait échoué dans ses efforts pour les désinfecter.

Tout autres sont les conditions d'un tuyau de pompe aspirante pénétrant dans le sol, venant plonger au fond dans une cuvette de dimensions réduites, mais maintenu et protégé au-dessus par le sol bien tassé autour de lui. La couche aquifère dans laquelle il plonge n'a alors

(1) *Annales de l'Institut Pasteur*, 1880, p. 559.

presque rien à redouter des eaux de surface, qui ne l'abordent qu'après une filtration plus ou moins longue autour du tuyau, filtration analogue à celle qu'elles subissent à une certaine distance du puits.

Il est vraisemblable que si la couche aquifère est stérile, la pompe devra débiter constamment de l'eau stérile aussi. Mais, comme l'eau réunie dans la cuvette du fonds du puits est dans une certaine mesure de l'eau exposée à l'air, il est difficile d'espérer qu'elle sera toujours stérile. Mais on peut penser qu'après l'avoir évacuée, et lavé la cuvette par un jeu prolongé de la pompe, on finira par avoir de l'eau privée de germes.

En opérant sur une pompe installée depuis deux ans et demi dans une cour de l'Institut hygiénique de Berlin, et dans laquelle la surface de l'eau dans la cuvette était de $4^m,48$ au-dessous de la surface du sol, M. Fraenkel a vu la richesse en germes de l'eau extraite tomber de 10,800 germes par centimètre cube, chiffre d'origine, à 54, chiffre correspondant au 500e litre extrait. En poussant au millième litre, le chiffre ne tombait pas beaucoup plus bas, et pourtant, comme le volume de la cuvette n'était que de 5 litres environ, le volume d'eau extraite représentait environ 200 fois le volume d'eau primitivement contenu dans la cuvette.

Il y a plus : en recommençant le lendemain, on trouvait que le chiffre des germes avait beaucoup monté la nuit, absolument comme s'il s'était produit une multiplication abondante des germes laissés dans l'eau. Cette multiplication lui paraissant anormale, M. Fraenkel a mieux aimé accuser les dépôts que les microbes de l'eau avaient pu laisser adhérents le long des parois du tube ou du sol de la cuvette, dépôts qui, maintenus par l'affinité capillaire, ne rentrent que lentement en suspension dans l'eau. L'expérience a vérifié cette induction. Après avoir nettoyé soigneusement l'intérieur du tube d'aspiration, on y a versé 12 litres d'un mélange d'acide phénique brut et d'acide sulfurique, suivant les formules du D' Laplace. Au bout de 2 heures on a amorcé la pompe, et laissé le

tout jusqu'au lendemain. Au bout de 24 heures, les premières portions d'eau extraites présentaient l'odeur et les
réactions de l'acide phénique ; les dernières ne donnaient
aucune trace de la présence de ce corps et les premières,
comme les dernières, étaient tout à fait stériles. Cette
stérilité a persisté 7 jours, après quoi les microbes ont
reparu.

On pourrait croire que l'absence des microbes était
due à ce que la présence de l'acide phénique, bien qu'en
quantités inappréciables, empêchait les germes de se
développer. Il n'en est rien, car cette même eau stérile
nourrissait et laissait se multiplier fort bien des germes
qu'on y ensemençait.

Quand après une première stérilisation à l'acide phénique les bactéries ont complètement disparu, si elles re-
paraissent après quelques jours, on peut les réduire de
nouveau par un simple nettoyage du tube. Concluons donc,
avec M. Fraenkel, que le réensemencement de l'eau se
fait par la pompe, par la chute d'un grain de poussière
au travers des soupapes, ou l'écoulement d'une goutte
d'eau contaminée le long du tube, mais que la couche
aquifère où s'alimente ce puits est stérile.

Il en a été de même pour un autre puits de l'Institut
d'Hygiène, placé dans de meilleures conditions hygiéni-
ques que le précédent, moins entouré de causes de contamination, et qui servait plus souvent, le premier étant
presque abandonné.

Ce fait est d'autant plus remarquable que ces deux
puits sont très peu profonds, qu'ils sont creusés dans la
vieille ville, dans un sol qui porte des habitations depuis
de longues années. Ces résultats sont parfaitement d'accord, comme nous l'avons fait remarquer plus haut, avec
ce que les études de M. Fraenkel lui avaient appris sur
la stérilité du sol de Berlin à de faibles profondeurs.

A la proposition que nous avons énoncée plus haut au
sujet de la stérilité des eaux profondes, nous pouvons
donc joindre maintenant celle-ci : il suffit que ces eaux
profondes apparaissent au contact de l'air ou au contact

de corps qui subissent l'action de l'air, pour que leur pureté disparaisse. Les voies par lesquelles les germes arrivent sont insaisissables, très souvent imprévues et presque toujours impossibles à tenir closes. Les eaux de la Vanne sont, par exemple, amenées à Paris par une conduite fermée, métallique ou cimentée sur toute son étendue. Il a fallu y laisser, de distance en distance, des portes pour les réparations. Ces portes sont en fer, joignent bien et sont toujours closes. Elles n'en livrent pas moins passage, pendant l'hiver, à des insectes ou à des vers qui vont chercher de la chaleur dans le tunnel, et dont les cadavres finissent par tomber dans l'eau.

Voilà une source toujours ouverte de germes de microbes et d'aliments pour les germes de microbes.

Mais n'oublions pas non plus qu'au point de vue hygiénique, la qualité des germes a une bien autre influence que leur quantité. Une eau peut être très riche en germes et être relativement saine, une autre eau très pauvre et relativement dangereuse, et puisque nous sommes amenés à parler de cette question, nous devons dire à son sujet toute notre pensée, qui est celle-ci : c'est se leurrer soi-même et leurrer le public que de prendre ou de donner le nombre des germes présents dans une eau pour unique mesure de sa valeur hygiénique.

Il faut, de plus, ce premier point admis, pousser bien loin la foi dogmatique pour fixer cette valeur par un chiffre, et dire, par exemple, comme on commence à le faire, qu'une eau est pure quand elle contient moins de 300 germes par centimètre cube. Une eau est pure quand elle est pure, c'est-à-dire quand elle ne contient pas de germes du tout. Si dans les laboratoires nous faisons parfois des numérations, ce n'est pas pour faire des fétiches des chiffres trouvés, c'est pour recueillir des faits et y puiser des idées, suivant la formule de Buffon. Mais nous n'avons jamais songé à considérer comme inoffensifs les germes qui sont au-dessous de 300, comme dangereux ceux qui dépassent ce chiffre.

Pour juger de la valeur d'une eau, il faut faire entrer

en ligne de compte les conditions du captage, la nature géologique du sol d'où elle sort, la nature des surfaces, les chances de contamination dans le trajet, les conditions d'impureté à la sortie, bref l'ensemble de notions que nous avons essayé de résumer dans cet article. Nous nous défierons davantage d'une eau qui reçoit une minime quantité de matières excrémentitielles que d'une eau qui sera chargée de germes pour avoir lavé une région déserte. Cette question de la nature des germes est trop importante pour que nous songions à l'aborder en ce moment. Mais en attendant qu'on ait trouvé le moyen de caractériser dans une eau les germes nuisibles ou pathogènes qu'elle contient, et trouvé dans cette méthode une mesure de leur degré de nocuité, nous professerons que les seules eaux recommandables sont celles qui ne contiennent pas de germes pathogènes.

V. — Eaux de pluie. — Citernes.

Les citernes sont des réservoirs destinés à collecter l'eau de pluie qui doit servir à la boisson. Certaines grandes villes, telles que Cadix, Venise, Constantinople, n'ont pas d'autre moyen d'approvisionnement d'eau. Il est donc important d'étudier la valeur de cette eau en tant qu'eau potable.

La composition de l'eau de pluie varie un peu selon que celle-ci est recueillie dans une grande ville, en pleine campagne ou au bord de la mer.

Les eaux de pluie tombées sur la terrasse de l'Observatoire de Paris, de juillet à décembre 1891, ont donné la composition suivante par mètre cube :

	Gr.
Azote	6.897
Ammoniaque	3.334
Acide azotique	14.069
Chlore	2.801
Chaux	6.220
Magnésie	2.100

Dans la cour, l'ammoniaque augmente jusqu'à 21^{gr},800, tandis que l'acide azotique diminue jusqu'à 2^{gr},769. Boussingault (1) a reconnu :

1° Que les eaux qui tombent après une longue sécheresse sont toujours plus riches en ammoniaque que celles qui tombent par intermittence durant une période pluvieuse ;

2° Que les premières parties de la pluie sont toujours plus riches en ammoniaque que les dernières ;

3° Que la quantité d'ammoniaque contenue dans un litre d'eau de pluie varie en moyenne depuis 0^{gr},00017 jusqu'à 0^{gr},0031 ;

4° Que cette quantité est plus considérable à Paris que dans la campagne et loin des villes, et que si l'on compare les eaux tombées à Paris, dans les champs et dans la vallée de Liebfrauenberg, on trouve à Paris 3^{mg},08 d'ammoniaque et seulement 0^{mg},34 pour la vallée, ce qui permet de conclure que : « Paris, sous le rapport des émanations, peut être comparé à un amas de fumier d'une étendue considérable. »

Cependant, Schlœsing ne serait pas d'accord avec Boussingault, car il affirme que l'ammoniaque de l'air vient des mers et non point du sol. Toutefois, le VIe Rapport de la *Rivers Pollution Commission* cite un fait dans lequel l'eau de pluie, au voisinage des champs couverts de fumier, renfermait plus d'azote que l'eau des égouts de Londres (Fr. Sander), ce qui confirmerait l'opinion de Boussingault.

Les orages passent pour augmenter la proportion d'ammoniaque, ainsi que l'avaient constaté Cavendish, Bence Jones, Barral. Toutefois, Breitschneider prétend, au contraire, que le maximum d'ammoniaque ne coïncide pas avec les phénomènes électriques de l'atmosphère ; la question n'est donc pas encore tranchée.

L'acide nitrique varie en sens inverse de l'ammonia-

(1) *Comptes rendus de l'Académie des sciences*, t. XXXVII, p. 207, XXXVIII, p. 249.

que, c'est-à-dire qu'il est plus abondant à la campagne que dans les villes.

Le tableau suivant fait bien voir ces différences :

Azote ammoniacal et nitrique des eaux de pluie en milligrammes et par litre d'eau :

	Azote ammoniacal.	Azote nitrique.
Liebfrauenberg (moyenne de 75 pluies, 1853).	0.4	»
Fort Lamothe (Lyon, 1853).................	0.9	1.3
Observatoire (Lyon, 1853).................	3.6	0.3
Toulouse (campagne, 1855).................	0.5	0.5
Toulouse (ville, 1855).....................	3.8	»
Paris-Montsouris (moyenne de 1876-1889).....	1.8	0.7

Marchand a analysé l'eau de pluie tombée à Fécamp en mars et avril, et y a trouvé la composition suivante :

Bicarbonate d'ammoniaque....................	0.00174
Nitrate —	0.00189
Sulfate de soude anhydre....................	0.01007
— de magnésie.......................	traces.
— de chaux.......................	0.00087
Chlorure de sodium....................	0.01143
— de potassium.......................	traces.
— de magnésium.	traces.
Iodure } Bromure } alcalins	traces.
Matière organique animalisée contenant du fer et du calcium....................	0.02486
Acide sulfhydrique libre ou combiné..........	prop. sensible.
Eau pure....................	999.94914
	1000.00000

M. Chatin a constaté que les chlorures, qui abondent dans les eaux pluviales des contrées maritimes, y sont encore à Paris en proportion plus grande que dans l'eau de Seine.

Dans les eaux de pluie recueillies dans les villes industrielles, on peut trouver de l'acide chlorhydrique et même de l'acide sulfurique provenant de la combustion du soufre et de la houille. D'après Angus Smith, la pluie de Manchester contiendrait jusqu'à 13 milligrammes d'acide sulfurique par litre.

Les gaz contenus dans l'eau de pluie sont ceux de l'atmosphère, en proportion variable, selon la température et la pression.

D'après Péligot (1), 1 litre d'eau de pluie tient en dissolution 23 centimètres cubes de gaz, dont $2^{cc},4$ d'acide carbonique, et le reste étant formé d'un mélange d'oxygène et d'azote dans la proportion de 32 d'oxygène et 68 d'azote. Cette faible quantité d'acide carbonique est celle qu'indique la loi de Dalton et Henri, en raison du coefficient de solubilité de ce gaz et de sa faible proportion dans l'air. Cette proportion est inférieure à celle constatée dans l'eau de Seine, où l'on trouve 54 centimètres cubes par litre d'eau.

En somme, ce qui caractérise l'eau de pluie, c'est une faible quantité de sels et de gaz et une proportion assez élevée d'azote ammoniacal et nitrique.

Outre cela, les eaux de pluie peuvent renfermer des corps étrangers tenus en suspension dans l'air ou des microorganismes. Les corps étrangers peuvent être de nature très diverse. On y trouve des particules minérales composées de silice, quartz, argile, oxyde de carbone ; ou bien végétales, telles que des bractées, des grains d'amidon ou de pollen, surtout dans le voisinage des forêts de pin. Quand ces derniers sont très abondants, ils colorent l'eau en jaune et lui font donner le nom de *pluie de soufre*. On peut aussi y trouver des débris d'animaux, tels que des poils, des plumes d'oiseaux, des cellules épidermiques, des débris de diatomées et de confervoïdes et des microorganismes.

Ceux-ci, ainsi que l'a constaté Miquel, se trouvent en quantité moins considérable dans l'eau de pluie que dans les eaux qui coulent à la surface du sol.

A Montsouris, Miquel a constaté une moyenne de 4,346 bactéries et de 4,000 mucédinées par litre d'eau

---

(1) *Académie des sciences*, t. XLIV, p. 193.

de pluie; or la hauteur annuelle de pluie à Montsouris étant de 60 centimètres, il y a donc déposés sur le sol par mètre carré de surface, chaque année, 4,500,000 germes.

Les pluies qui en contiennent le plus sont celles de l'été ou les premières averses des orages qui surviennent après plusieurs jours de sécheresse. Enfin, la quantité des germes est aussi subordonnée au lieu où tombe la pluie; elle sera très abondante dans les grandes villes, beaucoup moindre à la campagne et presque nulle sur les hautes montagnes.

Les espèces bactériennes que l'on rencontre sont des aérobies et des anaérobies.

a. Aérobies. — Ce sont des zygospores qui germent en donnant des moisissures, des algues, des lichens, des levures. Elles sont accompagnées de végétaux uni-cellulaires tels que des algues vertes, des conidies, des diatomées.

b. Anaérobies. — Elles appartiennent à la classe des schyzophytes. Ce sont des micrococcus, des diplococcus, des bactériums, des bactéridies ou bacilles, des vibrions, des spirilles.

Celles de cette dernière classe sont surtout capables de provoquer des phénomènes de putréfaction et de fermentation et de donner naissance à des produits dangereux. Leurs cadavres, en s'accumulant dans l'eau, lui donnent une odeur et un goût désagréables. Il serait donc très utile, pour ne pas dire indispensable, de filtrer les eaux de pluie avant de les livrer à la consommation. C'est du reste ainsi que l'on procède dans toutes les villes où l'approvisionnement de l'eau se fait à l'aide de citernes, ainsi que nous allons le voir.

Citernes. — Les eaux de pluie sont donc loin de représenter des eaux pures; toutefois, on peut en faire usage dans de certaines conditions. Généralement, on recueille l'eau qui est tombée sur le toit des maisons et on la fait arriver dans un réservoir qu'on nomme *citerne*. Or, la qualité de l'eau dépendra absolument de la façon dont sera construite la citerne. Il est essentiel qu'elle soit creusée à

une certaine profondeur pour que l'eau soit fraîche, que
ses parois soient cimentées pour les rendre tout à fait
étanches et pour que l'eau soit soustraite à l'action de la
chaleur et de la lumière.

On pourra encore perfectionner ces conditions en faisant comme à Venise passer l'eau à travers une couche
épaisse de sable qui la filtre, ou bien comme à Cadix en
établissant un mécanisme automatique qui éloigne de la
citerne les premières portions d'eau tombées, c'est-à-dire
celles qui ont lavé les toits de toutes les impuretés qui
pouvaient y avoir été déposées. Cependant, cette disposition n'est pas indispensable, à condition qu'on laisse à
l'eau le temps de se purifier. Marchand a, en effet, démontré que si l'eau est soustraite à l'action de l'air, de
la chaleur et de la lumière, les matières organiques se
déposaient au fond du réservoir en même temps que les
microorganismes, qui, ne trouvant plus un terrain convenable à leur développement, mouraient et gagnaient
le fond, de telle sorte qu'au bout de très peu de temps
l'eau était débarrassée de ses matières étrangères.

VI. — Eaux de neiges, des glaciers, des lacs.

Neiges. — Les eaux qui proviennent de la fusion des
neiges présentent très sensiblement la même composition que les eaux de pluie. Marchand y a trouvé les éléments suivants :

Chlorure de sodium......................	0.017037
— de magnésium....................	traces.
Iodure ⎰ alcalins.......................	traces.
Bromure ⎱	
Bicarbonate d'ammoniaque................	0.001290
Nitrate —	0.001447
Sulfate de soude anhydre.................	0.015027
— de magnésie..................	traces.
— de chaux	0.000877
Matière organique animalisée contenant du fer et	
du calcium.............................	0.023846
Eau pure	999.939876
	1000.000000

Boussingault, Hugueny ont analysé les gaz de la neige et ont trouvé :

	Par litre d'eau fondue.
Oxygène..............................	10.6
Azote...............................	22.6
Acide carbonique.....................	?
	33.2

Boussingault a fait, en outre, cette remarque importante que la neige, en séjournant sur le sol, retient et fixe les vapeurs ammoniacales qui se dégagent de celui-ci, car de la neige ramassée au moment où elle tombait lui fournissait $0^{gr},00173$ d'alcali, tandis qu'après avoir séjourné trente-six heures sur la terre d'un jardin, elle lui en donnait $0^{gr},01036$.

La neige est loin d'être exempte d'impuretés. De même que la pluie, en effet, elle entraîne avec elle tous les germes contenus dans l'air. Son degré de pureté dépendra donc du lieu où elle tombe. Sur les hautes montagnes, là où l'air est presque complètement exempt de microorganismes, la neige présentera son degré de pureté le plus grand. Cependant, ce ne sera encore que relatif, car on y trouve des végétaux microscopiques tels que le *protococcus* des neiges, l'*uredo nivalis*, genre particulier de champignon qui colore la neige en rouge. Au contraire dans les régions inférieures, on y trouve des impuretés bien plus nombreuses et qui vont en augmentant à mesure qu'on se rapproche des grandes agglomérations. Pouchet et Joly ont trouvé dans la neige des plaines des granules d'amidon, des grains de silice et de calcaire, des bacillaires, des navicules, des bactéries, une matière colorante verte, des graines diverses, des granules de pollen et des sporules de cryptogames. Berzelius avait fait remarquer, il y a longtemps, que l'eau qui provient de la fonte des neiges tombées dans les villes possède une saveur nauséeuse et quelquefois une couleur jaunâtre.

Glaciers. — Les glaciers ne sont autre chose que d'immenses amas d'eau solidifiée dont la fusion vient former les torrents et même donne naissance parfois à de grands fleuves, comme le Rhône ; il est donc important d'en connaître la composition. La coloration de la glace n'est pas toujours la même, elle est tantôt bleue, tantôt blanche ; cela tient uniquement à la quantité plus ou moins grande d'air que les glaces englobent entre leurs feuillets.

Agassiz a démontré que cette quantité était d'un centimètre cube par kilo de glace pour les glaciers bleus et de 15 centimètres pour les glaciers blancs.

Outre l'air, on y trouve aussi des gaz auxquels Boussingault et Hugueny attribuent la composition suivante :

	Par litre d'eau fondue.
Oxygène.....................................	8.3
Azote..	10.9
Acide carbonique............................	1.0
	20.2

Grange a analysé les eaux du glacier du Glezzin à 2,259 mètres d'altitude et a constaté qu'elles contenaient en dissolution de l'oxygène, de l'azote et de l'acide carbonique, comme toutes les eaux courantes, en tenant compte de la petite pression à laquelle elles sont soumises. Au point de vue de leur composition chimique, il y a noté une faible quantité de sels, parmi lesquels les chlorures et les sulfates dominent.

Malgré les conditions de vie toutes spéciales qui existent dans les hautes régions où l'on trouve les glaces perpétuelles, on rencontre cependant encore des êtres organisés. Desor a signalé, il y a longtemps, la puce des glaciers (*Desoria glacialis*) dont les petits corps noirs viennent maculer la blancheur.

Or, celle-ci, ainsi que les autres petits insectes qui vivent sous le glacier, est soumise à tous les actes vitaux ;

ils s'y nourrissent, se reproduisent et meurent, et leurs
cadavres ne tardent pas à être recouverts d'une nouvelle
couche de glace où l'on retrouve de nouvelles générations des mêmes êtres qui subissent les mêmes vicissitudes, de sorte que toute l'épaisseur du glacier renferme une quantité très grande de débris organiques.
Schmelck a signalé dans un glacier de Norvège, le
Jostedalsbril, l'existence du *bacillus liquefaciens nivalis*.
Il en a trouvé :

	Par cent. cub.
A 1800 mètres dans l'eau du glacier...........	2
Dans l'eau qui en découlait directement de...	9 à 15
A 5 kilomètres de là.......................	170 à 200

La neige qui recouvrait ce glacier contenait des restes
de plantes et d'insectes mêlés à de la neige rouge, à des
mucédinées, à des levures.

Ainsi constitué, le glacier est soumis à des influences
diverses qui en modifient la constitution. Tandis que
sa surface tend à condenser sans cesse les vapeurs atmosphériques et à ajouter ainsi de nouvelles couches de
glace à celles qui existaient déjà, sa base, exposée à la
chaleur terrestre, aux frottements et aux pressions que
provoque la masse énorme du glacier, fond sans cesse
et l'on voit une eau boueuse sortir par plusieurs orifices
et former un torrent.

La composition de ces eaux ne peut être autre que celle
de la glace même à laquelle sont venus s'ajouter les divers sels contenus dans le sol sur lequel reposait le glacier. On y trouve donc :

1° Des traces de chlorures et de sulfates, contenus primitivement dans la glace;

2° Des silicates alcalins et terreux empruntés au sol;

3° Des matières organiques;

4° Un peu d'air dissous.

Boussingault n'a trouvé que 10 centimètres cubes
d'air et 3 centimètres cubes d'acide carbonique par litre,

dans le torrent de Montuosa Basa, à 2,800 mètres d'altitude.

Les eaux qui proviennent de la fusion des glaces varient de composition selon les terrains qu'elles traversent. Grange, qui en a fait une étude très complète, en donne la composition suivante :

	EAU de fusion de glace prise au glacier du Glezzin à 2259 m.	MÊME EAU prise à 678 mèt. après un trajet d'environ 25 kilom. sur un terrain talqueux	TERRAINS crétacés. Eaux de la Tronche à 316 mèt. de haut.	TERRAINS anthraci-fères. Ruisseau du Goncelin à 281 mèt. de haut.
Chlorure de magnésium.....	0.0043	0.0118	0.0065	0.0203
— de sodium.........	0.0037	0.0059	0.0026	»
Sulfate de soude et de potasse.	0.0035	»	0.0147	0.0325
— de chaux...........	0.0018	0.0163	traces.	0.0058
— de magnésie.........	»	»	0.0110	»
Carbonate de chaux.........	0.0047	»	0.1800	»
— de magnésie......	0.0001	0.0315	0.0003	0.1475
— de fer...........	»	»	»	»
Acide silicique et alumine...	0.0020	0.0090	0.0016	0.0022
Résidu fixe par litre....	0.0201	0.0753	0.2167	0.2073

Si donc l'on compare la composition de l'eau depuis sa sortie du glacier jusqu'à une certaine distance de son origine, on voit :

1° Que la quantité de sels dissous va en augmentant du sommet des montagnes vers la plaine ;

2° Que sur les terrains talqueux et anthracifères, les chlorures de sodium et de magnésium, les sulfates de soude, de chaux, de magnésie et de potasse diminuent relativement à la masse totale des sels lorsqu'on s'éloigne des sommets, et forment à peu près 25 à 30 p. 100 des sels dissous; les sulfates de 24 à 31 p. 100; les carbonates de 36 à 47 p. 100.

3º Que sur le terrain crétacé, les chlorures et les sulfates diminuent d'une matière notable au profit du carbonate de chaux et du carbonate de magnésie dans le eaux qui coulent sur les calcaires dolomitiques.

Quelle est la valeur de ces eaux au point de vue potable ? Elle varie selon qu'on les prend au glacier même ou à une certaine distance.

1º Prises au glacier, elles sont peu aérées, troublés, glaciales, sans saveur, lourdes et indigestes. On pourra en faire usage d'une façon accidentelle ;

2º Prises loin de leur origine, quand elles ont eu le temps de s'aérer et de se charger des principes salins qui leur manquent, elles constituent alors de bonnes eaux à condition toutefois qu'elles coulent sur des terrains siliceux ou calcaires, et dans des vallées bien exposées au soleil.

Lacs. — Les eaux qui proviennent de la fonte des neiges et des glaces, après avoir suivi un trajet plus ou moins long, viennent se réunir dans de vastes excavations qui prennent alors le noms de lacs. Pendant leur trajet, elles ont pu s'aérer, se débarrasser des sels insolubles qu'elles tenaient en suspension, et constituent alors de bonnes eaux.

Les matières organiques ne tardent pas à gagner le fond du lac et l'eau prend alors une couleur bleue, qui en indique la pureté.

Dès qu'elle passe au vert ou au jaune, c'est qu'elle est souillée, soit par des matières organiques, soit par des êtres microscopiques. Ceux-ci peuvent colorer les eaux de diverses façons. Ainsi le lac de Brienz est coloré en vert pistache par des infusoires. De Candolle a observé dans le lac de Morat une coloration rougeâtre, qui se produisait au printemps; il reconnut qu'elle était due à la présence de l'*oscillaria rubescens*. R. Blanchard a constaté, dans les lacs des environs de Jurançon, la présence d'un petit crustacé qui colorait les eaux en rouge vif.

Sur les côtes méditerranéennes, on voit des marais salants entièrement rouges. En 1826, Payen attribuait cette coloration à la présence d'un petit crustacé branchiopode, l'*artemisia salina*. Peu de temps après, Dunal constata que cette coloration était due à un organisme végétal du genre protococcus. Puis, Joly est venu montrer que l'artemisia n'était rouge que parce qu'elle mangeait le protococcus.

Ce sont ces colorations qui ont fait croire à des pluies de sang, quand par suite d'un coup de vent ou d'un ouragan, les eaux de ces lacs allaient asperger le sol ou les passants.

Mais si les lacs de montagne représentent de bonnes eaux potables, il n'en est plus de même de ceux qui se trouvent dans les plaines. Ainsi, le lac de Grandlieu (Loire-Inférieure), qui a 7,000 hectares de superficie, renferme par litre :

Matières minérales	0.0650
— organiques	0.0126
	0.0776

Ce ne sont donc point des eaux à recommander. Il en sera de même de celles des grands lacs d'Asie, d'Afrique et du Mexique, qui se trouvent dans des conditions de pollution encore plus grandes.

VII. — Eau de puits artésiens.

Les puits artésiens ne sont autre chose que des sources qu'on a amenées à la surface du sol à l'aide d'un forage.

D'après Arago, leur température serait supérieure à celle de la surface et augmenterait de un degré par 20 à 30 mètres de profondeur.

Les eaux provenant des infiltrations de la pluie à travers le sol, on conçoit que leur composition variera selon la nature du sol. L'eau du puits de Grenelle, qui jaillit d'une nappe située dans les grès verts à 548 mètres de profondeur, analysée par Peligot, lui a donné la composition suivante :

	Température 26°.
Acide carbonique..........................	9 c.c.
Azote.....................................	14
Oxygène	0
	23

	Par litre.
Carbonate de chaux........................	0.058
— de magnésie........................	0.016
— de potasse.........................	0.011
— de protoxyde de fer................	0.003
Sulfate de soude..........................	0.016
Hyposulfite de soude......................	0.009
Chlorure de sodium	0.009
Silice....................................	0.010
Matière organique.........................	traces.
	0.132

Elle laisse dégager un peu d'hydrogène sulfuré par suite de la double décomposition qui s'opère entre les sulfures métalliques des couches profondes et les sels de soude. Le carbonate de potasse provient du silicate de potasse, qui lui-même a pour origine les feldspaths décomposés par l'acide carbonique dissous, ainsi que l'a autrefois démontré Ebelmen.

Quand on perce deux puits à peu de distance l'un de l'autre, le débit du second fait baisser celui du premier. Ainsi, le forage du puits de Passy a réduit à 420 litres par minute le débit de celui de Grenelle, qui était primitivement de 630 litres. Mais il ne faudrait pas croire que la composition d'une eau de puits artésien puisse faire préjuger de celle d'un autre puits foré dans le voisinage. Car lorsqu'on perça les puits de la gare de Saint-Ouen, on rencontra cinq nappes distinctes et, selon le mode d'inclinaison des couches stratifiées du sous-sol, on pourra tomber sur l'une ou sur l'autre de ces nappes. Ainsi, deux puits artésiens de la citadelle de Calais, très voisins l'un de l'autre, présentent la composition suivante :

Puits Robert.		*Puits Bellonet.*	
Résidu fixe...............	2.51	Résidu fixe...............	0.58
Dont :		Dont :	
Chlorure de sodium.......	2.87	Chlorure de sodium.......	0.15
		Carbonate de chaux et de	
		magnésie...............	0.12

En somme, étant donnée la composition si différente des eaux artésiennes selon les différentes localités et même selon la même localité, il est impossible de formuler une règle générale au point de vue de leur degré de potabilité. Celui-ci devra être établi pour chaque eau en particulier et en se reportant pour cela aux règles que nous poserons plus loin.

VIII. — Eaux de sources.

L'eau de pluie qui tombe à la surface du sol subit diverses vicissitudes; une partie est évaporée, une autre s'écoule sur le sol pour gagner les rivières, une troisième est absorbée par les plantes; enfin, la dernière pénètre à travers le sol jusqu'à ce qu'elle trouve une couche imperméable au niveau de laquelle elle se collecte et forme une source. Cette circulation à travers le sol ne se fait pas si rapidement qu'on pourrait le croire. Ainsi Hoffmann a constaté que la pluie mettait cent quatorze jours à traverser 1 mètre de sable dont les grains avaient de 3 à 5 dixièmes de millimètre de diamètre. Quand les eaux ont ainsi traversé les couches perméables et rencontrent dans la profondeur une couche imperméable, par exemple, une couche d'argile, elles coulent à sa surface en suivant sa ligne de plus grande pente, qui n'est pas toujours parallèle à la ligne de plus grande pente du sol. Cela se passe ainsi du moins dans les terrains perméables, dans les couches d'alluvion qui remplissent le fond de certaines de nos vallées actuelles.

En traversant ainsi les diverses couches du sol, l'eau se trouve en contact avec des éléments divers qui doivent nécessairement en modifier la composition primi-

tive. Le plus important de tous est l'acide carbonique, car
c'est grâce à lui que l'eau pourra dissoudre un certain
nombre de sels et se les incorporer. Cet acide carbonique
est le résultat des fermentations qui s'accomplissent dans
le sol et se trouve contenu dans l'air tellurique en proportion considérable. Fodor, qui l'a dosé dans l'air du sol
de la cour de l'Université, à Klausenbourg, l'a trouvé,
à 4 mètres de profondeur, 400 fois plus abondant que
dans l'air atmosphérique. Il a tiré de ses expériences ces
deux conclusions : 1º la quantité d'acide carbonique croît
comme la profondeur; 2º les proportions de l'acide carbonique dépendent essentiellement de la perméabilité (et
non de la porosité) du sol. Ainsi, l'eau rencontrant un
air très chargé d'acide carbonique, en dissout une certaine partie, grâce à laquelle elle fera passer les carbonates de chaux et de magnésie à l'état de bicarbonates,
elle dissoudra une proportion notable de sels terreux,
ainsi que des oxydules de fer et de manganèse; elle atta-
quera même les silicates alcalins et terreux de l'argile, du
feldspath, du granit et des schistes. On observe même
des phénomènes de double décomposition favorisés par
la présence des sels ammoniacaux, de même que le carbonate de magnésie en présence du gypse se transforme
en sulfate soluble.

Étant données toutes ces transformations qui s'accomplissent à l'intérieur du sol et dont l'eau est l'agent le
plus actif, il est évident que la composition de celle-ci
différera suivant la nature des terrains qu'elle rencon-
trera.

a. Les terrains primitifs constitués par du granit,
du gneiss, du micaschiste, c'est-à-dire par des roches
très pauvres en sels solubles, donneront des eaux d'une
pureté extrême. Elles sont peu aérées par suite de la diminution de pression qui existe aux altitudes élevées où
on les rencontre généralement. Leur température est de
2º à 7º. Les analyses suivantes sont des exemples de ces
eaux pures:

Eau du chalet du Compas, près d'Allevard, vallée de l'Isère.

	Par litre.
Carbonate de chaux.........................	0.012
Chlorure de calcium. ....,.................	0.007
Silice...	traces.
	0.019

Elle sort des rochers de protogine.

Eau de la source des Pannots, près d'Avallon (Yonne).

	Par litre.
Carbonate de chaux...................... (— de potasse	0.032
Chlorure de calcium .... — de sodium	0.013
Silice...	0.021
	0.006

Cette source sort d'une roche granitique.

Dans les terrains volcaniques, on trouve des eaux analogues, qui contiennent parfois des acides sulfurique et chlorhydrique libres (1).

b. Pour les *terrains secondaires*, il peut se présenter deux cas :

1° Le sol traversé par l'eau est constitué par des roches calcaires ou légèrement siliceuses. On trouvera alors dans l'eau surtout du carbonate de chaux et de petites quantités de chlorures et de sulfates. En voici des exemples :

Eau de la source de Neuville, sur le versant occidental du plateau de la Bresse, près Lyon (d'après Dupasquier).

	Par litre.
Carbonate de chaux	0.208
Sulfate de chaux	0.003
Chlorure de calcium.......................	0.011
— de sodium.........................	0.005
— de magnésium................... Matières organiques......................	traces.
	0.2304

(1) *Archives d'Hydrologie*, 1891, p. 265.

Cette source est alimentée par les pluies qui ont filtré à travers un terrain formé d'alluvions irrégulièrement disposées, de galets, de sables et de poudingues à ciment calcaire.

Eaux des sources de Fontfroide à Narbonne.
(Analyse de M. A. Gautier).

	Par litre.
Carbonate de chaux....................	0.088
— de magnésie......................	0.014
— de protoxyde de fer..............	0.001
Chlorure de sodium.....................	0.052
Sulfate de potasse.....................	0.0006
— de soude.......................	0.0058
— de chaux.......................	0.036
Silicate de chaux......................	0.007
Acide phosphorique et alumine.............	0.009
Matières organiques.....................	0.0005
Iodures, bromures, azotates..............	traces.
	0.2139

Ces eaux sortent des terrains jurassiques.

Source Saint-Clément distribuée à Montpellier.
(Analyse de M. Rousset.)

	Par litre.
Bicarbonate de chaux.....................	0.275
— de magnésie.....................	0.032
— de fer.......................	0.002
— de potasse	0.002
Chlorure de sodium......................	0.023
Sulfate de chaux......................	0.012
	0.346
Acide carbonique libre....................	0.000
Oxygène.............................	6 c.c. 2
Azote..............................	14 c.c. 2

Cette source jaillit du terrain pliocène.

2° Le sol est constitué par des strates peu inclinées et la surface est recouverte de prairies. Dans ce cas la quantité d'acide carbonique contenue dans le sol sera encore plus grande que précédemment. De plus, l'eau de pluie qui tombe à la surface se trouvera en contact avec la matière organique azotée des terres végétales, qui tendra à se transformer en nitrates sous l'action des ferments nitriques du sol. Ces eaux pourront se charger de sulfates, de phosphates, de silice, de sels d'alumine, de silicates et de sels de fer.

Eau de la source de la Mouillère près Besançon.

	Par litre.
Carbonate de chaux.....................	0.257
Sulfate de chaux......................	0.005
Chlorure de calcium....................	0.0007
— de magnésium.................	0.002
Azotate de soude......................	0.012
— de potasse....................	0.003
Silice	0.025
Alumine.............................	0.004
	0.3087

Cette source sort des terrains jurassiques du Doubs.

Eau de la source de Marly-les-Valenciennes.

	Par litre.
Chlorure de sodium....................	0.013
Carbonate de chaux....................	0.254
— de magnésie..................	0.018
Sulfate de chaux	0.004
— de potasse...................	0.0015
Phosphate de chaux....................	traces.
Azotate de magnésie...................	0.021
— de potasse....................	0.008
Silice................................	0.011
Matières organiques...................	0.018
	0.3485

Cette eau sort d'un terrain crayeux.

c. Dans le *terrain tertiaire*, on peut trouver des sources de nature très diverse. Ainsi dans les terrains calcaires, les eaux ne circulent pas comme dans les terrains sableux. Dans les calcaires, même les plus poreux, la finesse des pores et leur pénétration habituelle par l'air font que cet air ne se laisse pas déplacer. Ces couches calcaires ne sont donc pas dans les conditions de perméabilité des couches sableuses et l'eau ne circule guère qu'au travers des fissures nombreuses qui les pénètrent, fissures que, du reste, les eaux élargissent constamment en dissolvant leurs parois. C'est ainsi que les eaux de la Vanne empruntent par jour 10 mètres cubes de matériaux au sol crayeux qu'elles traversent. Dans d'autres endroits, l'eau se chargera de chlorure de sodium en traversant des bancs de sel gemme, ou bien de crénate de fer, si après avoir passé à travers des terrains riches en matières humiques elle rencontre ensuite des sols schisteux ou ferrugineux. Il pourra encore se produire des transformations plus remarquables. Par exemple, une eau sulfatée qui vient à travers un sol riche en matières organiques, tels que les terrains tourbeux, verra les sulfates réduits par celles-ci et transformés en sulfures, comme cela arrive à Enghien et à Pierrefonds. Inversement, au lieu de céder de leur oxygène, elles pourront employer ce gaz à oxyder les pyrites qu'elles rencontrent et les transformer en sulfates, comme cela arrive pour l'eau de Passy. Ces terrains pourront donc fournir des eaux de nature très diverse qui pourront être tout à fait impotables ou au contraire très bonnes. Nous allons donner des exemples de ces deux variétés.

Source de Saint-Nicaise (Girardin et Preisser).

	Par litre.
Carbonate de chaux	0.931
Sulfate de chaux.......................	0.617
Chlorure de sodium....................	0.091
— de magnésium....................	0.067
— de calcium....................	0.042
Matières organiques.....................	traces.
Acide silicique........................	0.005
	1.753

Cette eau sort d'un côteau calcaire. L'excès de carbonate et de sulfate de chaux la rend impotable.

A côté de cela les eaux de sources de la Dhuis et de la Vanne peuvent être prises comme exemple d'eaux très bonnes. Nous en donnons l'analyse plus loin, en même temps que celles de la Vigne et de Verneuil. La ville de Paris vient, en effet, de se rendre acquéreur d'un groupe de sources aux environs de Verneuil, près du confluent de l'Avre et de la Vigne. Le premier groupe contient quatre fontaines qui émergent au lieu dit « la Vigne » sur le territoire de Rucil-la-Godelière (Eure-et-Loir). Elles portent les noms de : le *Nouvet* — *Erigny* — les *Graviers* — *Foisy*. Elles forment presque à elles seules un ruisseau dont le cours de 2 kilomètres se termine à la rivière d'Avre, affluent de l'Eure. Leur débit varie de 100 à 1,400 litres par seconde.

Ces sources proviennent de la craie, comme la Dhuys et la Vanne. Elles résultent de la filtration des eaux pluviales qui tombent sur de vastes plateaux couverts par des argiles à silex, argiles maigres enveloppant des silex brisés. Ce terrain, quoique peu perméable, se laisse cependant traverser à la longue par les eaux et celles-ci atteignent la couche sableuse de l'argile plastique, sur laquelle elle circule vraisemblablement jusqu'aux pentes des vallons. De là, elles pénètrent dans les fissures du massif crayeux et s'en échappent au fond des vallées, se faisant jour à travers les graviers limoneux qui y sont déposés.

L'eau est d'excellente qualité, en raison des couches géologiques qu'elle traverse et parce que la filtration est extrêmement lente. Elle s'y dépouille de toutes les souillures qu'elle a pu emprunter à l'eau et au sol et se débarrasse complètement par oxydation des matières organiques.

Sa limpidité est parfaite, sa saveur agréable, sa température de 9° à 11°, c'est-à-dire dans les meilleures conditions pour l'alimentation. Les bassins où elle sort de terre sont éloignés des habitations et de toute usine ;

	DHUIS.	VANNE.	SOURCES DE LA VIGNE.			SOURCES DE VERNEUIL.		
			Le Nouvet.	Érigny.	Les Graviers	Foisy.	Lesieur.	Le Breuil.
Degré hydrotimétrique..............	23°	21°	14°	14°	18°	17°	15°	16°5
	gr.	gr.	gr.	gr.	gr.	gr.	gr.	gr.
Résidu d'évaporation.	0.293	0.234	0.203	0.200	0.234	0.246	0.209	0.245
Perte au rouge......................	0 315	0.255	0.008	0.004	0.004	0.006	0.005	0.007
Analyse des cendres :								
Acide sulfurique......... (Par litre).	0.013	0.007	0.008	0.007	0.003	0.004	0.007	0.007
Chlore.............................	0.006	0.005	0.011	0.012	0.011	0.011	0.011	0.016
Silice..............................	0.013	0.013	0.016	0.017	0.016	0.020	0.017	0.013
Alumine et peroxyde de fer..........	0.001	0.001	0.001	0.001	traces.	traces.	0.001	0.002
Chaux..............................	0.125	0.113	0.081	0.082	0.102	0.100	0.087	0.099
Magnésie...........................	0.006	0.007	0.003	0.003	0.004	0.004	0.003	0.004
Acide carbonique. — Produits non do-sés et perte........................	»	0.073	0.075	0.074	0.094	0.101	0.078	0.097
Oxygène dissous.......... (Au litre).	0.0098	0.0101 / 0.0104	»	0.00938	0.00924	»	»	»
Matière organique...................	0.0009	0.0008 / 0.0005	»	0.00162	0.00162	»	»	»
Azote nitrique......................	0.0029	0.0024	»	»	»	»	»	»
Bactéries par centimètre cube........	1.890	800	»	48	25.8	»	»	»
TOTAL DES MATIÈRES FIXES....	0.164	0.208	0.195	0.197	0.231	0.239	0.204	0.238

ils sont le siège d'une végétation active des plantes caractérisant les eaux les plus pures, comme le cresson de fontaine.

Le tableau ci-contre donne l'analyse de ces sources, comparée à celle de la Dhuis et de la Vanne.

On voit que les eaux de sources de l'Avre ont une composition qui se rapproche beaucoup de celle de la Dhuis et de la Vanne. Elles leur sont toutefois supérieures en ce qu'elles sont d'une pureté minérale plus grande encore et notamment d'une dureté moindre.

Les eaux de source présentent une température à peu près constante. Dans nos régions le point de température invariable est à environ 30 mètres au-dessous de la surface du sol et à cette profondeur la température est la même que la moyenne thermique du lieu, soit 10° à 12° pour la moitié septentrionale de la France. Elle décroît avec l'altitude; dans les Alpes, on a constaté qu'elle était de :

8°	à	925 mètres.
5°	à	1500 —
2°	à	2275 —

Les diverses saisons n'ont que très peu d'influence sur la température des sources à moins que celles-ci ne proviennent d'infiltrations voisines de la surface du sol.

Outre la constance de la température, les sources présentent encore la constance de composition. Celle-ci se maintiendra tant que la surface du sol ne changera pas. Mais si l'on vient à la défricher, à la cultiver, à la déboiser, la composition des eaux souterraines en ressentira l'influence. Marchand a montré, par exemple, que l'apparition des plantes sur le sol diminuait la quantité d'iode dissous dans les eaux de source.

Un autre point non moins important, c'est celui de la pureté microbienne des eaux de source. Pasteur et Joubert ont constaté, il y a longtemps, qu'une eau prise à la source même, avec les précautions nécessaires, ne contenait aucun microbe. Fraenkel a montré, d'autre part, qu'à une profondeur de 1m,25 environ, on trouve 100 fois moins de germes que 25 centimètres plus haut, et qu'enfin si on arrive à une profondeur de 4 à 5 mètres on n'en trouve plus aucun. Cela tient à ce que si, dans les couches superficielles, le sol constitue un excellent milieu de culture, il n'en est plus de même à une certaine profondeur, et qu'alors les organismes aérobies cessent de végéter et de se reproduire.

Cette constatation était intéressante à faire au point de vue des bacilles pathogènes. Fraenkel a vu que le *bacillus anthracis* cessait de se développer à 3 mètres de profondeur, tandis qu'à ce niveau le bacille du choléra asiatique pouvait encore vivre, mais seulement pendant les mois d'août, septembre, octobre.

Le bacille typhique ne serait réfractaire à la culture que pendant les mois d'avril à juin. MM. Grancher et Deschamps ont constaté que ce bacille ne pouvait vivre dans l'intérieur du sol au delà de 50 centimètres de profondeur et qu'à ce niveau son existence ne dépassait pas cinq mois et demi.

Il y a cependant quelques réserves à faire à cet égard. En effet, M. Thoinot ayant examiné les eaux de la source de Sanvic, près du Havre, à leur point d'émergence, trouva dans deux prises d'essai 42,000 germes par litre dans l'une et 470,000 dans l'autre. Ces eaux provenaient d'un terrain crétacé, à la couche superficielle duquel on avait répandu des eaux ménagères, des matières fécales, etc. Cela tendrait à démontrer que le terrain crétacé est un filtre imparfait et qu'il est imprudent de déverser des eaux vannes sur un sol qui recouvre la nappe souterraine qui sert à l'alimentation d'une ville.

Nous venons d'assister à la contamination d'une source à son origine, mais celle-ci peut se produire également sur son parcours. Ainsi, lors d'une épidémie de fièvre typhoïde qui avait sévi sur 2.5 p. 100 de la population de la partie haute de Coïmbre, on retrouva le bacille typhique dans les eaux d'une source à laquelle s'alimentaient les rues les plus éprouvées de la ville.

Cependant, malgré ces quelques points noirs, nous concluons que les eaux de source sont de beaucoup celles que l'on doit adopter. On éliminera, bien entendu, toutes celles qui sont impotables par suite de la présence en excès de certains principes. On préférera généralement celles qui sortent des terrains secondaires ou tertiaires et dont nous avons donné plus haut les types.

CARACTÈRES DES EAUX POTABLES.

Nous venons de voir quelles pouvaient être les imperfections, les inconvénients et même les dangers des diverses catégories d'eaux. Nous allons maintenant chercher à déterminer quels sont les caractères que doivent présenter les eaux pour être potables.

On exige généralement que les eaux, pour être regardées comme potables, présentent les caractères suivants : Elles doivent être fraîches, limpides, sans odeur, d'une saveur agréable, aérées, imputrescibles. Elles doivent contenir une certaine proportion de matières fixes, être exemptes de matières organiques et de microorganismes et être aptes à cuire les légumes et à dissoudre le savon.

Nous allons étudier chacun de ces caractères.

a. **Température.** — La température de l'eau doit être sensiblement celle de la température moyenne du lieu.

Les limites extrêmes auxquelles une eau peut être potable sont entre 5° et 15°. Au-dessous de 5° elle peut présenter des inconvénients pour l'estomac; au-dessus de 15° elle est fade et ne désaltère plus. La température la plus favorable sera donc entre ces deux extrêmes, c'est-à-dire de 11° à 12°.

Généralement l'eau prend la température du sol ou de l'air à travers lequel elle circule. Nous avons vu que les eaux de sources avaient à leur émergence la température du sol d'où elles provenaient. Celle-ci oscille de 8° à 11° dans nos climats. On doit donc chercher à avoir une eau à cette température; pour cela, il suffit de placer les tuyaux de conduite à une profondeur de 6 à 7 mètres, car on sait qu'à une profondeur de 10 mètres la température du sol est constante et égale à 10°8.

La fraîcheur de l'eau est une des conditions essentielles pour en faciliter la digestion ; car elle exerce ainsi une légère stimulation sur les parois de l'estomac comme par exemple toutes les eaux qui se boivent en abondance, telles que Vittel, Évian, Martigny, etc. Mais il faut bien se garder de boire de l'eau froide ou glacée. Pendant l'été on est souvent témoin d'accidents cholériformes qui ne sont dus qu'à cette cause quand l'eau est bue d'un seul trait. Mais celle-ci est d'autant plus funeste que le corps est plus surchauffé. Tout le monde se rappelle l'histoire d'Alexandre, sur les bords de l'Oxus, qui faillit mourir pour s'être désaltéré aux eaux glaciales de ce fleuve. Le dauphin, fils de François I⁰ʳ, mourut en quelques jours de pleurésie pour avoir bu coup sur coup quelques gorgées d'eau fraîche. Il y a quelques années, des réservistes en marche succombèrent pour avoir pris des boissons froides, en assez grande quantité d'ailleurs. Chaque année, il arrive que des jeunes gens sont emportés par une péritonite après avoir ingéré tout d'un trait des sorbets ou des glaces, dans un bal. Cependant il ne faut pas être trop exclusif dans l'interprétation de ces faits, car s'il arrive des accidents dans les circonstances que nous venons de rapporter, il faut bien dire aussi que très souvent on commet les mêmes imprudences sans en éprouver aucun inconvénient. Il faut donc bien faire la part qui revient à l'action du froid sur un organisme en sueur, mais aussi celle qui revient au défaut de réaction de cet organisme par suite de l'épuisement nerveux causé par une grande fatigue. Dans les exemples que nous avons rapportés cet élément a joué en effet le rôle prédominant. Il faut donc bien établir ce fait qu'un individu, de constitution robuste, non épuisé par la fatigue, pourra prendre des boissons froides, progressivement, par petites gorgées, le corps étant en sueur, parce qu'il pourra immédiatement utiliser la stimulation produite par le froid et ne pas attendre la sédation qui l'accompagne. Au contraire, si l'on place dans les mêmes conditions un individu surmené par un exercice physique excessif, il ne réagira plus, et le froid ne produira chez lui qu'un excès de dépression nerveuse.

b. **Limpidité.** — Une bonne eau doit être incolore. Elle doit permettre de distinguer les détails des objets et leurs arêtes vives, même à la profondeur de 1 à 4 mètres (Gautier). Si l'on ne s'en tenait qu'à ce caractère, on pourrait avoir des déceptions, car des eaux très limpides peuvent tenir en suspension des œufs d'entozoaires : ainsi les œufs du distome hépatique qui ont 13 centièmes de millimètre dans leur plus grande dimension, les œufs de ténia qui sont encore plus petits, les microbes de toute nature peuvent être maintenus en suspension dans une eau sans en altérer la limpidité. Toutefois, si ces germes se multipliaient en grande abondance, ils donneraient à l'eau un trouble laiteux.

Nous avons vu que la limpidité des eaux de rivières et de fleuves pouvait disparaître complètement quand les eaux charriaient du limon et que celui-ci était formé surtout de matières organiques et pouvait contenir des micro-organismes. Aussi, toute décoloration de l'eau devra-t-elle éveiller l'attention. Toutefois l'eau peut être décolorée tout en restant limpide. Ainsi on trouve sur les hauts plateaux de l'Amérique du Sud des eaux, dites *aguas negras*, qui vues en masse ont la couleur du café. Vues par transparence elles sont brun jaunâtre et doivent cette coloration à des matières humiques, elles n'en sont pas moins limpides et bonnes à boire.

Les grandes masses d'eau ont une couleur bleue par suite de l'épaisseur de la couche de liquide.

D'après Gérardin, on peut rapporter toutes les eaux communes à deux types fondamentaux représentés à Paris par la Vanne et la Seine. Le premier type est caractérisé par sa couleur *bleue*. L'eau bleue brille d'un éclat particulier, laisse passer la lumière sans la réfléchir à la surface, coule sur un fond ferme. Évaporée

dans le vide à une basse température, elle laisse un résidu dans lequel le microscope ne révèle que quelques
rares diatomées. Elle peut se conserver sans altération
pendant longtemps (source de la Dhuis). Les matières
ténues y demeurent en suspension indéfiniment animées
d'un mouvement brownien; les matières albuminoïdes
y donnent des mousses et des écumes abondantes. L'eau
bleue est très précieuse pour l'alimentation et au contraire très défavorable aux usages industriels. Le second
type est marqué par la couleur *verte*. Cette eau est terne
et sans éclat, manque de transparence et réfléchit la lumière; elle coule sur un fond mou. Son évaporation
laisse un résidu abondant d'algues unicellulaires microscopiques. Elle s'altère et se corrompt facilement.
Son titre hydrotimétrique diminue par la conservation
en bouteilles. Elle dépose rapidement les corps en suspension, ne donne ni mousse ni écume avec les matières
albuminoïdes. Elle doit être rejetée de l'alimentation,
mais convient parfaitement aux usages industriels. Alors
qu'il n'existe pas de moyen connu de ramener l'eau
verte à l'état d'eau bleue, il y a mille manières de transformer l'eau bleue en eau verte. Les matières organiques en décomposition sont un des agents les plus actifs
de cette transformation. La Seine, bleue à Corbeil, est
verte depuis Paris jusqu'à Caudebec. De jour en jour,
les égouts imprudemment déversés dans les rivières réduisent la quantité des eaux bleues en France (A. Gérardin). Il est clair que ces remarques s'appliquent à l'eau
vue par transparence et non pas par simple réflexion à
la surface, car dans ce cas on peut lui voir prendre les
teintes les plus variées selon la source de lumière qu'elle
reçoit.

c. **Odeur.** — Une bonne eau ne doit pas avoir d'odeur.
Quand une eau est suspecte, il faut s'assurer si elle dégage une odeur quelconque; ce qui a lieu quand on la
refroidit à 0° ou qu'on la chauffe à 60° environ. Pour
bien faire cet essai, M. Gautier conseille le procédé suivant : on remplit aux deux tiers un flacon à l'émeri de

l'eau qu'on veut examiner, on le bouche et on le place au bain-marie à 45°. On le retire du bain au bout de quelques minutes ; après avoir fortement agité, on ouvre et on examine l'odeur. Une eau excellente est celle qui ne prend aucune odeur même au bout de dix à quinze jours quand on la conserve à 20° ou 25° dans un vase fermé.

La plupart du temps une eau prendra une odeur de marée ou de croupi quand on la garde à l'obscurité, après lui avoir fait subir l'action de la lumière. Cette odeur est due à la décomposition des petits organismes qu'elle contenait. Mais elle ne serait regardée comme mauvaise que si, après un mois de conservation, elle s'était notablement troublée (Gautier).

Quand une eau sent quelque chose c'est généralement la putridité, le fumier, l'ammoniaque, l'hydrogène sulfuré, le gaz d'éclairage. Mais heureusement notre odorat est assez délicat pour nous en avertir, car il peut percevoir la présence de 1/500 000 de gaz.

d. **Saveur.** — L'eau a une saveur spéciale due à la présence des sels et de l'acide carbonique. Il est assez difficile de la caractériser, cependant les personnes qui ne boivent que de l'eau savent très bien faire la différence entre les eaux de régions différentes et peuvent très bien reconnaître, pour ainsi dire, le crû de telle ou telle eau.

La prédominance de tel ou tel principe peut donner à l'eau une saveur spéciale ainsi :

Les sels d'alumine	donnent une saveur	douceâtre.
Les sels d'alumine et de magnésie	—	terreuse.
Les sulfates de chaux et de magnésie	—	séléniteuse
Le chlorure de sodium	—	saumâtre.
Les sels de potasse, de magnésie	—	amère.
Les matières organiques	—	fade.

L'eau très pure, l'eau distillée est fade et indigeste.

Si l'odorat pouvait être une sauvegarde pour nous, il n'en est plus de même du goût, car nous ne pourrions, par exemple, pas percevoir l'existence du sel de cuisine, ou de l'alun dans une solution à 1/2000, il est vrai que cela n'aurait pas grand inconvénient. En revanche nous pouvons le faire pour des sels qui ont une saveur plus énergique, ainsi le sulfate de fer est perçu à la dose de 1 p. 8000, le sulfate de cuivre à celle de 1 p. 10,000.

e. **Aération.** — **Gaz de l'eau.** — Une bonne eau doit contenir la proportion de gaz suivante : 20 à 55 centimètres cubes par litre. Cette quantité doit se décomposer ainsi :

Acide carbonique	50 parties.
Oxygène mélangé dans la proportion de 15.5 ⎱	50 —
Azote — — 34.5 ⎰	
	100 parties.

La quantité d'oxygène est très importante à connaître, car nous avons vu plus haut qu'elle diminuait à mesure que sa pollution augmentait; M. Gérardin s'est même basé sur le dosage de ce gaz et par suite sur la nature des algues qui pouvaient vivre dans une eau pour en déterminer le degré de pureté. On peut d'après lui rapporter toutes les eaux aux six types fondamentaux suivants :

Eaux
- *Potables.* — Algues vertes.
  - 1. Règne des Cladophora. — La Vanne.
  - 2. Règne des Zygnema. — La Seine en amont de Paris.
  - 3. Règne des Spirogyra. — Canal de l'Ourcq.
- *Non potables.* Algues blanches.
  - 4. Règne des Hyphéotrix. — La Seine à Argenteuil
  - 5. Règne des Beggiatoa. — La Bièvre.
  - 6. Règne des Bactéries. — Égouts de quelques établissements privés.

Quand une eau contient tous ces gaz, on dit qu'elle est *aérée*, elle est alors très légère à l'estomac. Au contraire, elle est *non aérée* quand elle a perdu son oxygène, cela prouve alors qu'elle contient des matières organiques et organisées. Cette eau est très lourde à digérer plutôt peut-être à cause de la présence de matières organiques que de l'absence d'oxygène, car l'eau bouillie, qui a perdu son oxygène par le fait de l'ébullition, n'est pas lourde.

Nous avons vu plus haut que la présence ou l'absence de l'oxygène servait à caractériser le degré de pureté ou d'altération d'une eau.

Du reste, lorsqu'on a une eau désaérée, il est très facile de lui faire reprendre de l'oxygène, il suffit de l'agiter ou de la laisser tomber en cascade d'un lieu élevé, elle en dissout très vite une certaine proportion, ainsi qu'en témoignent les chiffres suivants :

		c. c.
Bois de Boulogne.	Canal au-dessus de la grande cascade......	9.66
	Grande cascade ou rocher sur lequel l'eau se brise...................	10.70
Chantilly........	En amont du déversoir du grand lac......	8.96
	En aval du déversoir.................	10.20

On voit qu'il suffit d'une chute peu élevée pour que l'eau dissolve une certaine quantité d'oxygène.

L'acide carbonique joue un rôle très utile étant donnée la faible proportion dans laquelle il se trouve contenu dans l'eau, il stimule l'estomac et favorise la digestion. Lorsqu'il s'y trouve en excès, comme dans l'eau de Seltz artificielle, il agit en sens inverse, c'est-à-dire qu'il fatigue l'estomac et même peut contribuer à produire de l'atonie musculaire et par suite de la dilatation.

f. **Proportion de matières fixes que doit contenir une eau.** — La proportion des différents sels que doit contenir une eau se déduit de la quantité de chacun d'eux que l'organisme doit assimiler chaque jour avec les boissons. Cela est si vrai que dans les pays où les eaux contiennent une proportion insuffisante de sels minéraux, les habitants doivent y suppléer par l'alimentation. D'autre part on peut fixer approximativement cette quantité d'après celle qui est contenue dans les eaux qui sont réputées les meilleures. Dans celles-ci le poids du résidu fixe varie de 100 à 300 milligrammes par litre, dont la moitié est représentée par du carbonate de chaux, ainsi qu'on peut le voir par les chiffres suivants :

	Résidu fixe par litre.	Carbonate de chaux correspond.
Eau du Rhin (Strasbourg)	0.232	0.135
— de la Seine (amont de Paris)........	0.254	0.105
— de la Garonne (Toulouse).........	0.137	0.065
— du Rhône (Genève)...............	0.182	0.070
— du lac de Genève	0.152	0.072
— de la source Neuville (près Lyon),..	0.230	0.201
— de Fontfroide (Narbonne).........	0.212	0.000

On peut tirer de là cette conclusion que *l'eau potable doit contenir de 100 à 500 milligrammes de matières minérales dont la moitié sera formée de carbonate de chaux, le reste étant représenté par les sels que l'on retrouve dans les tissus animaux* (Gautier). Ces matières minérales se décomposeront de la façon suivante :

Carbonate et bicarbonate de chaux........	50 à 300 milligr.
Chlorures alcalins.......................	5 à 15 —
Sulfates alcalins et terreux...............	3 à 28 —
Silice ou silicates.......................	15 à 50 —
Fer, alumine, fluor, iode, brome..........	traces.

Parkes [1] rapporte les eaux de boisson à quatre catégories :

1° *Eau pure et soluble.* — 114 milligrammes de matières fixes par litre, non compris le carbonate de chaux qui peut atteindre 200 milligrammes. Perte au rouge 14 milligrammes au maximum. Le sulfate de chaux, les nitrates et l'ammoniaque ne doivent s'y trouver qu'à l'état de traces ; les nitrites ne pas s'y rencontrer.

2° *Eau utilisable.* — Matières fixes 430 milligrammes par litre représentées par le carbonate de chaux et de soude, le sulfate de soude et le chlorure de sodium ; une petite quantité de sulfate de chaux et de magnésie ;

(1) Arnould, *Traité d'hygiène*, p. 905.

4

l'ammoniaque, les nitrates et les nitrites s'y décèlent à peine. La somme des matières fixes peut s'élever à 700 milligrammes et même davantage, si la majeure partie consiste en sel de cuisine ou en carbonate de soude. La perte par la chaleur rouge ne doit pas dépasser 40 milligrammes et dépendre surtout de matières végétales.

3° *Eau suspecte.* — Plus de 430 milligrammes de matières fixes consistant principalement en sulfates, nitrates, nitrites, chlorures. Le résidu noircit notablement par la chaleur rouge, décolore une quantité notable de permanganate. Les réactifs dénoncent fortement l'ammoniaque, les nitrates et les nitrites.

4° *Eau impure.* — Plus de 700 milligrammes de matières fixes. Plus de 57 milligrammes de perte au rouge (matières organiques). La réaction des nitrites, nitrates et de l'ammoniaque y est manifeste. Par l'évaporation, il reste un résidu noir, qui décolore abondamment le permanganate, sent la corne brûlée et dégage des vapeurs nitreuses à l'incinération.

Au point de vue de l'ammoniaque, si on la prend pour criterium, une eau qui ne renferme que $0^{mgr},02$ à $0^{mgr},05$ par litre d'ammoniaque albuminoïde (1) appartient aux types les plus purs. Il n'en serait plus ainsi si l'ammoniaque était *libre*. A $0^{mgr},10$ d'ammoniaque albuminoïde par litre l'eau n'est pas encore à repousser; de $0^{mgr},10$ à $0^{mgr},15$ elle est suspecte; au-dessus elle est nuisible.

Lorsque le chlore ne coexiste pas avec l'ammoniaque c'est que la matière organique est de provenance végétale.

Le Comité d'Hygiène et de Salubrité a adopté les chiffres suivants :

_____

(1) On appelle ainsi l'azote des matières albuminoïdes contenues dans la matière organique et qu'on dose sous forme d'ammoniaque.

Tableau indiquant les limites dans lesquelles les différents éléments peuvent être contenus dans l'eau.

	EAU très pure.	EAU potable.	EAU suspecte.	EAU mauvaise.
Chlore............	Moins de 15 milligr. par litre.	Moins de 40 milligr. excepté au bord de la mer.	De 50 à 100 milligr.	Plus de 100 milligr.
Acide sulfurique..	De 2 à 5 milligr.	De 5 à 30 milligr.	Plus de 30 milligr.	Plus de 50 milligr.
Oxygène emprunté au permanganate en solution alcaline.	Moins de 1 milligr. soit moins de 10 c.c. de liqueur.	Moins de 2 milligr. soit moins de 20 c.c. de liqueur.	De 3 à 4 milligr.	Plus de 4 milligr.
Perte de poids du dépôt par la chaleur rouge.	Moins de 15 milligr.	Moins do 40 milligr.	De 40 à 70 milligr.	Plus de 100 milligr.
Degré hydrotimétrique total.	De 5 à 15 milligr.	De 15 à 30 milligr.	Plus de 30 milligr.	Plus de 100 milligr.
Degré hydrotimétrique persistant après l'ébullition.	De 2 à 15 milligr.	De 5 à 12 milligr.	De 12 à 18 milligr.	Plus de 20 milligr.

Nous allons insister un peu sur chaque principe en particulier.

a. **Sels de chaux.** — Le carbonate est indispensable à l'eau, c'est lui qui lui donne en partie sa saveur. Il y est maintenu en dissolution grâce à l'acide carbonique. C'est en effet ce gaz qui, lorsqu'il se trouve dissous en grande abondance, permet de rendre potables des eaux contenant une forte proportion de sel calcaire et qui seraient tout à fait impotables sans cette circonstance, telles que celles de Saint-Galmier, de Condillac, qui contiennent plus de 1 gramme de ce sel.

Quand le carbonate de chaux est contenu en quantité insuffisante dans une eau, si l'individu ne peut remplacer cette absence de chaux par une alimentation qui y supplée, il en résulte des troubles du côté du système osseux tels que l'ostéomalacie. On observe aussi la prédominance de la scrofule dans les pays où l'on consomme des eaux de cette nature.

Le sulfate de chaux n'est pas un principe essentiel de l'eau, moins il y en aura mieux cela vaudra. Quand ce sel se trouve en excès l'eau est dite séléniteuse, elle a un goût désagréable et est lourde à l'estomac.

Au-delà de 500 milligrammes par litre, les sels de chaux, pris en bloc, sont en excès. Ils ont l'inconvénient de mal cuire les légumes parce qu'ils se combinent avec l'albumine, aux graisses et aux oxalates de ceux-ci pour former des combinaisons insolubles. On les a accusés de favoriser les calculs vésicaux (gravelle blanche) et des incrustations tophacées autour des articulations.

Les eaux trop chargées de sels de chaux ont en outre l'inconvénient d'être peu propres aux usages domestiques. Elles dissolvent mal le savon, ce qui les rend impropres au blanchissage. On a calculé qu'à Paris, pour une population de 2,000,000 d'habitants et une consommation moyenne de 5 à 6 francs de savon par individu, la quantité de savon neutralisée et perdue chaque année par les sels en dissolution dans les eaux de la Seine et de l'Ourcq peut dépasser une valeur de 4 millions de francs. Ces eaux sont encore désavantageuses pour la préparation du thé et du café ; elles forment en effet avec le tannin de ces substances des tannates insolubles. De même pour la préparation de la bière, car elles précipitent une partie du principe actif du houblon. Elles nuisent également dans le traitement par décoction ou macération des bois de teinture, dans la préparation d'un grand nombre de produits pharmaceutiques, dans le pétrissage du pain.

Quand il y a insuffisance d'éléments calcaires, on peut constater divers phénomènes qui ont été très bien observés par M. Maurel (1). Cet auteur a analysé les eaux de la Guyane et y a signalé une minéralisation extrêmement faible. Les quatre sources donnent comme total de principes fixes 0gr,066, 0gr,024, 0gr,400, 0gr,040, contenant comme éléments calcaires 0gr,004, 0gr,010, 0gr,000, 0gr,000.

Comme conséquence de cette insuffisance d'éléments calcaires, M. Maurel attribue :

1° L'évolution tardive et la marche lente de l'ossification chez les enfants ;

2° La fréquence de la carie dentaire chez les populations ne prenant que de l'eau pour boisson et ayant une nourriture composée presque exclusivement de végétaux et de poissons de rivière ;

3° La lenteur de la formation du cal dans les fractures.

Ces conclusions sont intéressantes à formuler, elles demanderaient toutefois, pour être acceptées définitivement, que des observations ultérieures vinssent les confirmer.

Le dosage des sels de chaux contenus dans une eau a servi de base à une méthode qui permet dans la plupart des cas de savoir rapidement si une eau est chimiquement bonne à boire. Cette méthode porte le nom d'*hydrotimétrie*. Elle repose sur l'emploi d'une solution titrée de savon. Sa description sortirait du cadre que nous nous sommes tracé. Nous nous bornerons à dire qu'une bonne eau doit marquer au maximum 20° à 21° à l'hydrotimètre. Les renseignements qu'on obtient ainsi sont souvent très précieux. Cependant nous ferons remarquer qu'on ne doit pas les accepter d'une façon absolue. Ainsi, le tableau suivant donne le degré hydrotimétrique d'un certain nombre d'eaux connues :

---

(1) Hydrologie de la Guyane française (*Annales de la Société d'hydrologie*, t. XXV, p. 55).

Tableau hydrotimétrique des principales eaux de source et de rivière.
(Boutron et Boudet.)

	Degrés.
Eau distillée	0.0
— de neige	2.5
— de pluie	3.5
— de l'Allier	3.5
— de la Dordogne	4.5
— de la Loire	5.5
— du puits de Grenelle	6.0
— de la Soude	13.5
— de la Somme	13.5
— de la Somme	14.0
— du Rhône	15.0
— de la Saône	15.0
— de l'Yonne	15.0
— de la Seine (Ivry)	15.0
— de l'Avre	16.0
— de la Seine (Ivry)	17.0
— de la Seine (Chaillot)	23.0
— de la Marne (Charenton)	19.0
— de la Marne (Charenton)	23.0
— de l'Oise	21.0
— de la Vanne	21.5
— de l'Escaut	24.0
— de la Dhuis	23.0
— du canal de l'Ourcq	30.0
— d'Arcueil	28.0
— des Prés-Saint-Gervais	72.8
— de Belleville	128.0

On voit que les eaux de la Dhuis et de la Vanne ont un degré hydrotimétrique supérieur à celui de la Seine, il n'en est pas moins vrai qu'elles leur sont de beaucoup préférables.

L'eau de Saint-Laurent, près du Havre, contient des principes minéraux en grande quantité, double au moins de celle de la Seine. Elle marque à l'hydrotimètre 38 à 40. Un litre laisse par l'évaporation à siccité 0,560 de résidu qui renferme pour 100 :

Carbonate de chaux	64.1
Sulfate —	12.7
Sel marin	15.2
Autres sels alcalins, silice, etc.	8.0
	100.0

Cette eau très supérieure à celle de Paris pour la boisson ne convient pas pour le savonnage.

Quand il s'agit de savoir si une eau convient plus ou
moins pour le savonnage, l'emploi d'une dissolution titrée de savon donne une indication utile, mais c'est le
petit côté de la question en ce qui concerne la valeur
des eaux. Sauf ce cas tout spécial une eau peut être in-
finiment supérieure à une autre pour ses qualités les plus
essentielles bien qu'elle fournisse un degré hydrotimétrique beaucoup plus élevé.

C'est ainsi que l'eau de Saint-Laurent du Havre, bien
qu'en marquant environ 40° à l'hydrotimètre, est bien
préférable à l'eau de Seine qui n'en marque que 18° à
20°. Ces eaux viennent néanmoins toutes deux des terrains calcaires, elles renferment les mêmes principes
minéraux, mais la plus pure est celle qui en renferme
le plus parce qu'elle est exempte de matières organiques.

Mais si l'analyse hydrotimétrique ne donne pas des résultats qui ont une valeur absolue au point de vue de la
qualité d'une eau, elle donne néanmoins des renseignements utiles, qu'on aurait tort de négliger. Pour que l'on
puisse se rendre compte de la valeur des chiffres obtenus par ce procédé, nous reproduisons ci-dessous le tableau d'équivalence d'un degré hydrotimétrique pour les
principes de l'eau :

Tableau de l'équivalence de 1° hydrotimétrique de divers composés.

	En milligr.
Chaux	5.7
Chlorure de calcium	11.4
Carbonate de chaux	10.3
Sulfate de chaux	14.0
Magnésie	4.2
Chlorure de magnésium	9.0
Carbonate de magnésie	8.8
Sulfate de magnésie	12.5
Chlorure de sodium	12.0
Sulfate de soude	14.0
Acide sulfurique	7.3
Chlore	8.2
Acide carbonique	5.0

b. **Sels de magnésie.** — On les trouve généralement à la dose de 3 à 10 milligrammes. A partir de 100 milligrammes ils pourraient présenter des inconvénients qui seraient caractérisés surtout par une saveur désagréable, une digestion difficile, des propriétés légèrement laxatives, une tendance à former des dépôts de phosphate ammoniaco-magnésien dans différents organes. On a essayé de leur faire jouer un rôle dans l'étiologie du goitre et du crétinisme ; mais cette question est bien autrement complexe.

c. **Sels de fer.** — Les sels de fer se trouvent dans les eaux potables à l'état de bicarbonate ou de crénate. Dans les eaux de fleuve, le bicarbonate se précipite à l'état de sesquioxyde insoluble. Leur quantité est de 1 milligramme par litre en général ; elle pourrait être beaucoup plus grande sans inconvénient.

d. **Sels d'alumine.** — Leur proportion est toujours très faible, environ de 10 milligrammes par litre. Au delà ils donnent à l'eau une saveur terreuse particulièrement désagréable qu'on perçoit dans certaines eaux de puits qui en contiennent de grandes quantités.

e. **Sels de potasse et de soude.** — On les trouve dans la proportion de 1 à 50 milligrammes par litre dans les bonnes eaux. Ils contribuent simplement à rendre la saveur de l'eau agréable.

f. **Ammoniaque.** — Elle existe dans toutes les eaux en proportions variables. Boussingault l'a dosée et a obtenu les chiffres suivants :

	Moyennes d'AzH^3 par litre. (Milligr.)
Eaux de pluie.........................	0.0003
— de rivières.........................	0.0002
— de sources.......?.................	0.0001
— de puits...........................	34.3000

Ainsi, les bonnes eaux, c'est-à-dire celles de source, ne dépassent pas 1 millième de milligramme d'ammoniaque par litre. A cette dose elle est insignifiante.

Acide sulfurique. — Il existe dans les eaux à l'état de sulfates alcalins ou terreux. La présence de ces sels n'est pas indispensable ; quand ils se trouvent en petite quantité, ils sont sans importance, par exemple quand ils ne dépassent pas 30 milligrammes en acide sulfurique. De toute façon moins il y en aura, mieux cela vaudra, car en présence des matières organiques, leur oxygène est réduit et il se dégage de l'oxygène sulfuré qui donne à l'eau une odeur infecte.

Le tableau suivant montre la quantité d'acide sulfurique contenu dans un certain nombre d'eaux.

Quantité d'acide sulfurique en milligrammes par litre d'eau.

Loire à Nantes	4
Doubs à Besançon	3
Rhône à Lyon	18
Seine à Bercy	18
Seine à Notre-Dame	33
Garonne	6
Rhin à Strasbourg	14
Escaut	5
Tamise	45
Canal de l'Ourcq (la Villette)	107
Eau d'Arcueil (Château-d'Eau)	126
Puits à Paris	770

On voit d'après cela que ce sont les eaux que nous avons signalées comme étant les moins bonnes qui en contiennent le plus.

Acide silicique. — On le rencontre dans les meilleures eaux en partie à l'état libre, en partie à l'état combiné. Il ne doit pas dépasser 4 à 15 milligrammes. On ne sait pas très bien quel est son rôle.

Fluor. — Brome. — Iode. — Ces différents corps ne se rencontrent qu'à l'état de traces. La Somme est une des rivières qui contient le plus de fluor. La Seine est la plus riche en iode : 1 milligramme pour 200 litres (Chatin). La source du Rosoir à Dijon en contient 1 milligramme pour 150 litres. On en trouve aussi dans le New-River à Londres, dans le Pô à Turin. M. Marchand ainsi que

M. Chatin attribuent une grande influence à la présence des végétaux. Dans les pays boisés ou riches en végétaux les eaux contiennent moins d'iode que dans les pays arides parce que les plantes absorbent l'iode et le fixent dans leurs tissus. M. Chatin avait attribué autrefois l'existence du goitre au manque d'iode dans les eaux et dans l'air des pays où l'on rencontre cette affection. Mais cette étiologie n'a pas été admise par les médecins, qui ont montré qu'on trouvait le goitre dans des pays où les eaux contenaient de l'iode, dans la Seine-Inférieure par exemple où l'on boit les eaux de la Seine, qui d'après M. Chatin contiennent le plus d'iode de toutes les autres eaux de fleuve. De même en Savoie, à Saint-Pancrace près Saint-Jean-de-Maurienne, M. Bebert a trouvé jusqu'à 1 centigramme d'iodure et bromure alcalins pour un litre d'eau. Aussi il faut conclure que l'absence d'iode ne suffit pas à développer la maladie et que sa présence ne l'empêche pas.

Azotates. — On peut les rencontrer dans les meilleures eaux de source, mais en proportion extrêmement faible. Leur existence est en effet une preuve de la pollution antérieure d'une eau. Quelquefois ils existent en proportion assez forte dans les eaux de surface qui ont baigné un terrain cultivé. Ils peuvent s'absorber en partie par une filtration très lente à travers une couche profonde de terrain. Mais la solubilité des nitrates alcalins et du nitrate de chaux ne rend pas impossible leur présence dans l'eau filtrée profondément. Leur présence en elle-même n'a pas d'inconvénient pour la santé, mais comme ils n'existent que par suite de la décomposition de matières organiques azotées, il s'en suit que lorsqu'on les constate dans une eau, cela prouve que cette eau est souillée. Cette décomposition des matières organiques azotées s'opère à l'aide du ferment nitrique qui agit sur elles comme agent réducteur. Quand on constate la présence de nitrites et d'ammoniaque cela prouve que la réduction n'est pas complète et que par conséquent l'eau est dangereuse à boire.

Le tableau suivant donne les chiffres de nitrates constatés par Boussingault dans les eaux de puits de Paris.

		Gr.
Puits rue Saint-Martin, 204	....	0.2232
— des Vinaigriers, 55	....	0.3093
— des Vieilles-Étuves, 8	....	0.4743
— Simon-le-Franc, 7	....	0.5089
— du Pas-de-la-Mule, 6	....	0.6071
— Saint-Louis-en-l'Ile, 54	....	0.7319
— du Fouare, 14	....	1.0309
— de la Mare, 66 (Belleville)	....	1.2680
— Levert, 14 (Belleville),	....	1.5464
— Saint-Landry, 19	....	2.0028

Ces chiffres montrent la quantité énorme de nitrates
que peuvent renfermer les eaux de puits et donnent par
conséquent une idée du degré de souillure qu'elles peuvent atteindre. Ils confirment pleinement ce que nous
avons dit plus haut au sujet de la valeur des eaux de
cette provenance.

Matières organiques. — La quantité de matières organiques que peut contenir une eau sans cesser d'être
potable serait, d'après Reichardt, de 1 à 5 milligrammes
par litre.

Ces matières organiques peuvent être d'origine animale ou végétale, vivantes ou mortes, contenir ou non
des éléments organisés. Ces différents caractères impli-
quent donc des différences dans le degré de nocuité ou
d'innocuité que peuvent présenter les matières organiques.

Les matières d'origine végétale sont des débris de feuilles, de plantes qui tombent dans l'eau, y subissent la putréfaction et forment sur le lit des rivières une couche
de vase plus ou moins abondante. D'autres fois, ces matières pourront être tenues en suspension sous forme de
limon ainsi que nous l'avons vu plus haut. Certaines
eaux sont tellement chargées de matières humiques
qu'elles prennent une couleur tout à fait noire. Ce fait a
été observé par de Humboldt dans certains affluents de

l'Amazone et de l'Orénoque; mais malgré cette coloration, qui leur fait donner le nom d'*aguas negras*, elles sont très limpides, très agréables au goût et très salubres. Du reste, en général, les matières humiques ne donnent jamais lieu à des accidents. Ainsi, des petites rivières, bordées de routoirs, bien qu'ayant une odeur repoussante, une couleur jaunâtre et un goût nauséabond, sont cependant inoffensives pour l'homme. Et pourtant la présence de matières organiques de cette nature amène la désaération de l'eau, puis ces matières se putréfient, ce qui donne lieu à la formation de gaz délétères, d'acides gras organiques, etc. Mais, tant qu'elles ne contiennent rien autre chose que des matières organiques proprement dites, sans addition d'aucun élément figuré de nature pathogène, on peut les déclarer inoffensives. Du reste, on voit, à l'embouchure des grands fleuves du Rhône, du Nil, du Mississipi, les populations boire ces eaux souvent chargées de détritus organiques sans en éprouver autre chose que des troubles intestinaux légers, se manifestant surtout chez les étrangers qui arrivent dans ces pays. Nous ne parlons pas, bien entendu, des eaux des lacs sacrés de l'Inde ni des grands lacs de l'Afrique et de l'Orient, où il y a depuis des siècles une accumulation de matières organiques de toute nature. Toutefois, tout en accordant le bénéfice de l'innocuité aux eaux contenant des matières organiques végétales, nous reconnaissons qu'elles sont souvent peu agréables à boire en raison de leur couleur et surtout de leur odeur. Une autre considération qui doit surtout les faire rejeter, c'est qu'à moins d'en faire un examen microscopique très soigneux, on ne sait pas si elles ne renferment pas d'éléments figurés pathogènes et si la matière organique qu'elles contiennent est constituée uniquement par des débris végétaux, ce qui est bien rare.

Les matières organiques d'origine animale peuvent être représentées soit par des animaux microscopiques vivants, soit par des détritus provenant de substances animales.

Parmi les organismes animaux en suspension dans l'eau, nous citerons les œufs d'entozoaires : ascarides, ténias, distome hépatique ; la filaire de Médine et ses œufs, le dragonneau, la *filaria sanguinis hominis*, qui produit des hématuries dans les pays chauds, l'*hæmopsis sanguisuga*, petite sangsue qui peut être avalée à l'état filiforme, s'attacher au pharynx et amener une anémie spéciale.

Quant aux détritus animaux, les plus importants sont ceux provenant des matières fécales et de l'urine. Quand l'urine est fraîche, elle est à peu près sans danger ; il n'en est pas de même quand elle est putréfiée. Les matières fécales, même provenant d'individus sains, sont par elles-mêmes des poisons et Emmerich estime qu'elles doivent subir une dilution à 1/20000 pour être inoffensives. A vrai dire, il n'est guère de fleuves qui ne puissent réaliser ce desideratum. Mais quand les matières fécales contiennent des germes spécifiques comme ceux de la fièvre typhoïde et du choléra, alors la question change tout à fait de face, et l'eau où l'on déverse ces matières devient tout d'un coup un milieu des plus dangereux, capable de disséminer ces affections sur une étendue plus ou moins grande, ainsi qu'en font foi les épidémies de fièvre typhoïde dont on a pu suivre le développement le long de cours d'eau contaminés.

En dehors des matières fécales, on trouve encore dans l'eau des fleuves des substances provenant des diverses industries qui se trouvent sur leurs rives et, dans les grandes villes, les matières contenues dans les eaux d'égout. Celles-ci qui sont déversées dans la Seine, par exemple, dans la proportion de 300000 mètres cubes par jour doivent évidemment en modifier singulièrement la composition. Pour s'en rendre compte nous allons d'abord donner l'analyse de l'eau des collecteurs de Clichy et de Saint-Ouen.

Analyse des eaux d'égout (moyenne des collecteurs).

	Par litre.
Degré hydrotimétrique............	42°
Chaux...........................	188 milligrammes.
Carbonate de chaux..............	225 —
Sulfate de chaux................	158 —
— do magnésie...............	92 —
Chlore	77 —
Matière organique...............	42,1
Azote...... { Ammoniacal.........	22,9
{ Albuminoïde	4,8
{ Nitrique	5,2

Ce qui caractérise ces eaux c'est une proportion très forte de sels de chaux, de matière organique et de composés azotés.

Si l'on songe que les 42 milligrammes par litre de matière organique que renferme l'eau d'égout représentent 126 000 *kilos* de cette matière qui sont déversés chaque jour dans la Seine, on peut alors comprendre quel peut être le degré de pollution que ce fleuve subit par ce fait. Du reste on peut s'en rendre compte d'après la longueur du parcours de la Seine qui n'arrive à se constituer à peu près qu'à Pont-de-l'Arche et s'altère ensuite de nouveau à partir d'Elbeuf.

Pollution de la Seine par les eaux d'égout.

	AZOTE non encore transformé en sels ammoniacaux ou azote organique exprimé en grammes par mètre cube.	AZOTE TOTAL y compris les sels ammoniacaux volatils, exprimé en grammes par mètre cube.	OXYGÈNE dissous exprimé en centim. cub. par litre d'eau.
Pont d'Asnières (amont du collecteur)	0.85	1.9	5.340
Clichy (aval du collecteur).	1.51	4.0	4.600
Saint-Ouen (bras droit)...	1.16	2.0	4.070
Saint-Denis (bras droit, aval du collecteur et du Croult)..............	7.27	11.29	1.020
Épinay (bras droit).......	1.26	3.00	1.050
Bezons	0.87	1.00	1.540
Marly (bras gauche, amont du barrage)	0.78	3.50	1.910
Saint-Germain..........	0.76	2.20	»
Maisons-Laffite..........	0.79	2.50	3.740
Conflans	0.48	»	»
Poissy.................	0.45	2.20	6.120
Triel..................	0.50	»	7.070
Meulan	0.40	»	8.170
Mantes.................	»	1.40	8.960
Vernon	»	»	10.400
Rouen.................	»	»	10.420

Ce tableau est très instructif, car il nous fait assister d'abord à la pollution de la Seine dont nous pouvons apprécier le degré d'après la diminution de l'oxygène, puis à sa reconstitution d'après l'augmentation graduelle de ce gaz. On voit que ce n'est qu'à partir de Bezons qu'elle commence à reprendre sa composition, tout en étant encore très pauvre en oxygène, qu'elle ne devient suffisamment aérée qu'à Poissy et qu'elle ne récupère son oxygène qu'entre Vernon et Rouen.

Analyse de l'eau de Seine au pont de Vernon en 1876, faite à l'École des Ponts-et-Chaussées.

Degré hydrotimétrique........................	23°
Résidu de la filtration de 1 litre.............	0.024
— de l'évaporation de 1 litre d'eau filtrée..	0.284

Composition de ce résidu :

Acide sulfurique	0.032
Chlore....................................	0.014
Silice.....................................	0.011
Peroxyde de fer et alumine.................	0.002
Chaux....................................	0.114
Magnésie..................................	0.012
Alcalis....................................	0.025
Matière organique..........................	0.039
Produits non dosés et CO_2.................	0.035
	0.284

Analyse de l'eau de Seine au Petit-Andelys à 174 kilomètres de Paris.

Résidu sec à 180° par litre..................	0.5480

Composition de ce résidu :

Acide carbonique et bicarbonates...........	0.4350
— sulfurique...........................	traces.
— chlorhydrique........................	0.0115
Silice.....................................	0.0112
Oxyde de fer	0.0115
Chaux	0.1399
Magnésie..................................	0.0019
Potasse...................................	0.0991
Soude....................................	0.0717
Matière organique (en acide oxalique).......	0.0069
Bactéries par centimètre cube..............	47 000

Parmi les industries dont les eaux résiduelles contiennent le plus de matières organiques nous citerons : les blanchisseries, les féculeries, les sucreries, les cartonneries, les papeteries, les abattoirs, les boucheries, les clos d'équarrissage, les boyauderies, les fabriques de chandelles, de margarine, de lard et poissons salés, de poudrette, les dépôts d'engrais.

D'une façon générale, on peut dire que les matières organiques, quand elles se trouvent en quantité un peu notable dans les eaux, les colorent et leur communiquent une saveur fade. Elles ne semblent pas avoir par elles-mêmes une influence sensible sur la santé ; cependant un grand nombre d'observations tendraient à établir que l'usage longtemps prolongé d'eaux chargées de matières organiques favoriserait les dégénérescences cancéreuses et scrofuleuses. S'il en est ainsi, ce résultat ne doit être attribué qu'aux principes d'origine animale, car les principes humiques sont certainement inoffensifs. C'est ainsi que les eaux potables d'Arcachon et les *aguas negras* dont nous avons déjà parlé, bien que rendues jaunâtres par de l'humus, sont assez bien supportées. On trouve sur la lisière de l'Argonne des sources provenant d'infiltrations qui se produisent dans la forêt et qui contiennent jusqu'à 150 milligrammes de matières organiques, qui ne fournissent que des traces d'azote. Ces eaux n'ont jamais donné lieu à aucun accident.

Les matières organiques, indépendamment de toute action propre, ont le grand inconvénient d'absorber l'oxygène dissous dans l'eau, ce qui la rend lourde et indigeste ; elles réduisent les sulfates à l'état de sulfures en communiquant par suite au liquide une odeur d'œufs pourris. L'acide sulfhydrique ou plutôt le sulfure d'ammonium, peut aussi provenir de la décomposition putride des matières animales. Quand les matières azotées, c'est-à-dire toutes les substances qui renferment de l'azote aussi bien sous forme de composé nitrique ou ammoniacal que de composé organique, lorsque, disons-nous, ces matières sont un peu abondantes, on peut être certain que l'eau a été souillée par des matières animales, et alors il y a lieu de redouter la présence de microbes pathogènes qui se trouvent par suite de la présence de ces composés azotés dans des conditions favorables à leur développement (Lajoux) (1).

Ainsi donc il faut établir une distinction entre les matières organiques des eaux suivant qu'elles sont azotées

(1) *Recherches et documents du laboratoire municipal de Reims*, par Lajoux, 1889.

ou non. Les procédés employés pour doser les matières
organiques ne permettant pas d'établir cette différence,
il est absolument indispensable de doser l'azote *sous ses
différentes formes*, puisque les principes organiques azotés subissent des métamorphoses qui donnent de l'ammoniaque et de l'acide nitrique. Le poids de l'azote *total* permet d'apprécier la proportion des matières organiques azotées primitives, c'est-à-dire celle des principes qu'il importe surtout de connaître. Il y a plus ; il peut
arriver que des eaux chargées d'acide nitrique ne contiennent qu'une minime proportion de matières organiques et pas du tout d'azote ammoniacal ; en s'en tenant
à ces renseignements les eaux précédentes passeraient
pour potables ; mais l'acide nitrique reste comme témoin
de leur contamination. Ce fait est dû à l'une des deux
causes suivantes : ou bien l'eau examinée avait lessivé
d'anciens matériaux salpêtrés, ou bien la fermentation nitrique de l'ammoniaque s'était produite au sein même de
ce liquide ; elle était achevée et le carbone des matières
organiques avait été en grande partie brûlé. Ce dernier
cas se produit à la longue dans les eaux qui ne se renouvellent pas. Il faut cependant savoir que les êtres organisés qui pullulent dans certaines eaux consomment
les nitrates et peuvent même les faire disparaître complètement. Le dosage de l'acide nitrique est important à
un autre point de vue ; il peut expliquer l'augmentation
souvent considérable qu'éprouve le degré hydrotimétrique des eaux contaminées par des matières minérales ;
la nitrification de l'azote ammoniacal et des principes
amidés a évidemment pour conséquence l'augmentation
des sels terreux dissous dans les eaux (Lajoux).

Nous pouvons donc conclure de tout ce qui précède,
que toute eau, contenant des matières organiques dans
une proportion supérieure à celle indiquée au commen-
cement de cet article, ne devra être employée, comme
boisson, qu'après avoir été soumise à l'ébullition.

Correction des eaux défectueuses.

Lorsque, par suite de circonstances spéciales, on n'a à sa disposition que des eaux dont on ne connaît pas la nature ou bien des eaux que l'on sait être très riches en matières organiques et même organisées, on pourra en faire usage en les soumettant à l'ébullition. Après les avoir fait bouillir, on devra les aérer en les agitant ou en les laissant tomber d'une certaine hauteur, de façon à faire une sorte de cascade artificielle. Dans certains cas, par exemple, lorsqu'on se trouve en pleine campagne on pourra faire usage du filtre à charbon, mais on devra toujours alors se munir d'un filtre neuf ou tout au moins dans un état d'entretien parfait.

En dehors de ces cas, on a recours soit à la filtration, soit, ce qui est préférable, à la stérilisation.

Filtration des eaux. — Les très nombreux procédés de filtration expérimentés, jusqu'à ce jour, dans les conditions les plus diverses, ont fourni des résultats extrêmement variables. Les filtres à amiante, à charbon, à éponge peuvent, s'ils fonctionnent normalement, ce qui est rarement le cas, priver l'eau d'une très grande quantité de germes et diminuer assez notablement la proportion de matières organiques dissoutes, mais aucun ne donne d'eau absolument privée de micro-organismes. Sans parler des vieilles fontaines à pierre, qui bien employées constitueraient, en principe, un filtre aussi parfait que la bougie de porcelaine, les filtres Chamberland et de systèmes analogues sont encore ceux qui ont donné les meilleurs résultats, bien qu'ils présentent, eux aussi, de graves inconvénients : leurs pores s'obstruent assez vite, et ils finissent, comme tous les filtres possibles, par laisser passer des micro-organismes au bout d'un temps plus ou moins long. Ces appareils réclament tous, d'ailleurs, une connaissance approfondie de leur mécanisme, que nous résumerons volontiers dans cet aphorisme : les filtres ne vaudront jamais que d'après les soins de ceux qui les possèdent.

Les filtres qui ne filtrent pas sont les seuls qui ne soient jamais obstrués. Pour les nettoyer et les entretenir en parfait état de propreté, un ingénieur, M. O. André, a construit un nettoyeur mécanique applicable aux filtres Chamberland, qui paraît aussi ingénieux que pratique.

Cet appareil est constitué par un réservoir en fonte porté sur un trépied ; ce réservoir contient les bougies disposées suivant des cercles concentriques, portées sur deux cercles métalliques, et pouvant exécuter un léger mouvement de va-et-vient, sous la pression de la brosse. Un grand peigne métallique, susceptible d'être animé d'un mouvement de rotation, est armé de branches qui passent dans tous les intervalles compris entre les bougies. En outre, et afin d'éviter le dépôt, à la surface des bougies, de la masse mucilagineuse qui ralentit si rapidement la filtration, M. André a introduit, à l'intérieur de son appareil et dans le liquide baignant la bougie, des corps pulvérulents, qui, détachant, au moment du nettoyage, cette couche mucilagineuse, forment une sorte d'enduit protecteur, qui s'enlève ensuite facilement d'un seul coup.

Malgré ces progrès indéniables, on pourra toujours conserver, dans certains cas, quelque doute sur le résultat final de la filtration, parce que, soit par une trop longue durée de marche de l'appareil, soit par un accident survenu pendant son fonctionnement, il pourra arriver un moment où l'eau ne sera plus absolument stérile.

Stérilisation des eaux par l'ébullition. — La stérilisation des eaux par la chaleur sous pression, qui grâce à l'appareil inventé par MM. Rouard, Geneste et Herscher, permet d'obtenir cette eau stérilisée dans des conditions d'absolue sécurité, est incontestablement la seule qui paraisse, jusqu'ici, fournir à l'expérimentation des résultats constants. Cet appareil recevant de l'eau infectée la rend absolument buvable, et, après l'avoir fait bouillir à une très forte pression, la sert à une température normale.

BACTÉRIOLOGIE DES EAUX DE TABLE ET DES EAUX MÉDICINALES

I. — EAUX DE TABLE.

De la présence de micro-organismes dans les eaux.

Jusqu'ici nous n'avons envisagé la qualité d'une eau que d'après les principes fixes qu'elle pouvait contenir. Jusqu'à ces dernières années, cette étude avait été jugée suffisante pour permettre l'usage d'une eau. Aujourd'hui l'on s'exposerait à de graves mécomptes si l'on se contentait de ce mode de recherches. Il faut en effet compléter celle-ci par l'analyse bactériologique.

En dehors des eaux de source prises à leur point d'émergence, on peut dire que toutes les eaux contiennent des micro-organismes en quantité et surtout en qualité variables. Parmi eux, les uns sont utiles, les autres indifférents, d'autres enfin dangereux.

Les micro-organismes utiles sont surtout des algues et des diatomées. Un de leurs rôles les plus importants consiste à soustraire l'acide carbonique de l'eau, ce qui, selon les circonstances, produit des effets d'ordres divers. Par exemple dans les eaux chargées de bicarbonate, la soustraction de l'acide carbonique transforme ce sel en carbonate de chaux insoluble qui se dépose, et prépare ainsi des couches de pierre à bâtir, au milieu desquelles on retrouve les cadavres des micro-organismes déposés au milieu d'elles comme pour témoigner de la part qu'ils ont prise à leur formation. D'autres fois, ils utilisent l'acide carbonique pour leurs propres besoins ; sous l'influence de la lumière, ils fixent le carbone et excrètent l'oxygène comme le feraient les parties vertes des plantes, et ce dégagement d'oxygène peut être assez considérable pour augmenter la quantité de ce gaz, dans la proportion de 64 p. 100. Ce sont surtout les algues à chlorophylle qui se conduisent de la sorte, ainsi que Morren (1) l'a montré pour l'*enchélide monadine*, dans les eaux stagnantes de l'Anjou. D'autres microbes portent leur action sur l'acide silicique qu'ils fixent pour se former une carapace ; puis se multipliant avec une rapidité extraordinaire, ils arrivent à former des masses siliceuses qui bientôt, par l'addition de nouvelles générations, forment des rochers qui peuvent atteindre des dimensions considérables. Ce sont encore ces petits êtres qui, charriés par les fleuves, viennent échouer leurs cadavres en si grande quantité qu'ils enlizent les embouchures des grands cours d'eau. Enfin ces micro-organismes jouent vis-à-vis de l'homme un véritable rôle de protection, en empêchant par leur grand nombre la multiplication et même la vie des microbes pathogènes au milieu d'eux, ainsi que nous le verrons plus loin.

De la formation d'hydrogène sulfuré dans les eaux.

Nous avons vu que sous certaines influences on pouvait constater la présence d'hydrogène sulfuré dans les eaux. M. Miquel (1) a découvert que la production de ce gaz était due à un microbe auquel il donne le nom de *Bacillus sulfhydrogenus*. Ce microbe qu'il range au nombre des organismes de la putréfaction possède la propriété remarquable de s'attaquer directement aux substances albuminoïdes solubles et insolubles, en donnant

(1) *Annales de micrographie*, t. I, p. 323.

de nombreux produits de décomposition, entre autres du valérate, du butyrate et de l'acétate d'ammoniaque, de la leucine, de la tyrosine et de l'hydrogène sulfuré. Cet organisme se rencontre en abondance dans les eaux d'égout, les eaux potables et même les eaux pluviales, et il possède la singulière propriété de s'attaquer au soufre combiné et au soufre libre. M. Miquel a étudié ce micro-organisme d'une façon très complète. Il ressort de ses expériences que cet organisme est formé de cellules qui, cultivées dans des milieux nutritifs, s'allongent en bacilles si on les met en contact à 30° ou 35° avec de l'albumine de l'œuf, elles donnent, aux dépens des matériaux sulfurés qu'elles y trouvent, de l'acide sulfhydrique dont la quantité, si les circonstances sont favorables, peut atteindre en soixante-douze heures 70 centimètres cubes de gaz par litre d'infusion. Elles semblent donc être des ferments des matières albuminoïdes.

Mais, ainsi que le fait remarquer M. Duclaux (1), le côté original des recherches de M. Miquel est le suivant. Si l'on met ce microbe en contact avec un liquide un peu nutritif, exempt de soufre et de toute substance sulfurée, il dégage de l'acide carbonique et de l'hydrogène. Vient-on à introduire dans le milieu des fragments de soufre, l'acide sulfhydrique apparaît et se répand dans la liqueur. L'hydrogénation du soufre n'est donc ici qu'un phénomène secondaire, latéral au phénomène de nutrition. Si le liquide où s'effectue l'hydrogénation du soufre est alcalin ou le devient par suite de fermentations simultanées, l'hydrogène sulfuré se combine à l'alcali, et on obtient des sulfures.

Mais il ne faudrait pas croire que le micro-organisme décrit par M. Miquel fût le seul capable de produire de l'hydrogène sulfuré dans les eaux, il en existe un grand nombre de formes variables, depuis celle de bacteriums à articles à peu près globulaires jusqu'à celles de

(1) Duclaux, *Chimie biologique*, p. 717.

bactéries filamenteuses à articles longs. La plupart d'entre eux sont des anaérobies facultatifs.

Le *Bacillus sulfhydrogenus* se présente en articles courts de 1 à 6 μ de long sur 0,6 à 0,8 μ de large ; ces dimensions varient du reste avec la richesse des milieux nutritifs où on le cultive. D'apparence grêle dans les solutions minérales trop aqueuses, il se montre plus gros dans la gélatine, le bouillon et l'urine ; inoculé sur les substrata demi-solides il y produit des clous blancs très fournis. Maintenu pendant quelques heures à la température de 50° à 55°, il meurt et devient incapable de provoquer le moindre dégagement d'hydrogène sulfuré. Il existe au contraire d'autres bacilles sulfhydrogènes qui résistent pendant le même temps aux températures humides de 60, 70 et 80° (Miquel).

M. Holschewnikoff a décrit ce même microbe sous le nom impropre de *Bacterium sulfureum*.

Nous suivrons dans l'énumération des différentes espèces bactériennes la classification adoptée par Macé et par G. Roux (1). Nous nous bornerons donc à donner pour chaque microbe les caractères très succincts, renvoyant le lecteur pour plus de détails aux ouvrages spéciaux.

(1) G. Roux, *Précis d'analyse microbiologique des eaux*, in-8, J.-B. Baillière, 1892, où l'on trouvera tous les détails concernant les caractères propres à chaque microbe et la technique pour en effectuer les diverses cultures qui permettent de le caractériser.

1ʳᵉ FAMILLE. — COCCACÉES.

I. — Genre **Micrococcus** (Cohn).

a. *Liquéfiant la gélatine, produisant une matière colorante.*

Micrococcus *agilis* (Ali Cohn), mobile, 1 µ de diamètre.
— *cremoides* (Zimmermann), immobile.
— *flavus liquefaciens* (Flügge), immobile.
— — *desidens* (Flügge), immobile.
— *fuscus* (Maschek), immobile.
— *prodigiosus* (Ehrenberg), mouvements spontanés
  dans quelques liquides.
Diplococcus *luteus* (Adametz), très mobile, 1,2 µ à 1,3 µ.

b. *Liquéfiant la gélatine, ne produisant pas de matière colorante.*

Micrococcus *aerogenes* (Miller), immobile.
— *radiatus* (Flügge), légèrement mobile, 0,8 à 1 µ.
Pediococcus *albus* (Lindner), dans l'eau de fontaine.
Streptococcus *albus* (Maschek), mobile quand les cocci
  sont séparés les uns des autres.
— *vermiformis* (Maschek), mobile lentement.
Coccus *A* (Fontin), dans la grêle.

c. *Ne liquéfiant pas la gélatine, produisant une matière colorante.*

Micrococcus *aurantiacus* (Cohn), immobile, 1,3 à 1,5 µ.
— *cerasinus siccus* (rouge cerise) (List), immobile,
  0,25 à 0,32 µ.
— *cinnabareus* (Flügge).
— *citreus* (couleur crème) (List), immobile, de 1,5
  à 2,2 µ.

Micrococcus cyaneus (Schröter), immobile.
— *fulvus* (Cohn), immobile, 1,2 à 1,5 μ. Provient des excréments de chevaux.
— *flavus tardigradus* (Flügge) immobile.
— *luteus* (Cohn), immobile, de 1 à 1,2 μ.
Cocco stellato (Maschek), immobile.
Coccus ruber (Maschek), immobile.
Micrococcus versicolor (Flügge).
— *violaceus* (Cohn), immobile.

d. *Ne liquéfiant pas la gélatine, ne produisant pas une matière colorante.*

Micrococcus aqualilis (Bolton), surtout dans l'eau stagnante.
— *candicans* (Flügge), immobile.
— *candidus* (Cohn), immobile, de 0,5 à 0,7 μ.
— *concentricus* (Zimmermann), immobile, 0,9 μ, dans l'eau des conduites.
— *fervidosus* (Adametz), immobile, 0,6 μ.
— *plumosus* (Brautigam), immobile, 0,8 μ.
— *rosettaceus* (Zimmermann), immobile, 0,7 à 1 μ, dans l'eau des conduites.
— *ureæ* (Pasteur), 0,8 à 1 μ, dans les eaux souillées par les déjections.
— *viticulosus* (Katz), de 1 à 1,2 μ.

II. — Genre **Sarcina**.

Sarcina alba.
— *aurantiaca* (Koch), immobile.
— *candida* (Reinke), de 1,5 à 1,7 μ, dans le réservoir d'eau d'une brasserie.
— *lutea* (Schröter), immobile, plus d'1 μ.

2ᵉ FAMILLE. — BACTÉRIACÉES.

I. — Genre **Bacillus**.

a. *Liquéfiant la gélatine, produisant une matière colorante.*

Bacillus aerophilus (Liborius), bacilles fins.
— *arborescens* (Franckland), bâtonnets grêles, à extrémités arrondies de 2,5 μ sur 0,5 μ ; mouvements d'oscillation. Dans l'eau des conduites.
— *cloacæ*, bacilles gros, courts, à extrémités arrondies de 0,8 à 1 μ sur 0,9 à 1 μ, très mobiles. Dans les eaux d'égouts.
— C (Fontin), bacilles minces, immobiles, 1 à 2 μ. Dans l'eau et dans la grêle.
— *cæruleus* (Smith), bâtonnets de 2 à 25 μ sur 5 μ.
— *couleur de chair* (Tils), 2 μ sur 0,5   , très mobiles. Dans l'eau des conduites,
— *cuticularis* (Tils), 2 à 3 μ sur 0,3 à 0,5, peu mobiles.
— *fluorescens liquefaciens* (jaune vert) (Flügge), très mobile.
—   — *nivalis* (Schmelk), dans l'eau de fusion et dans la neige des glaciers.
— *fulvus* (Zimmermann), immobile, de 0,86 à 1,3 μ, dans l'eau des conduites.
— *glaucus* (Maschek), immobile.
— *helvolus* (Zimmermann), de 1,5 à 4,5 μ, mouvement rotatoire. Dans les conduites d'eau.
— *janthinus* (Zopf), de 1,5 à 3,5 μ, mouvement rotatoire et vibratoire. Dans l'eau des conduites.
— *jaune citron* (Maschek), mouvement pendulaire. Dans l'eau des conduites.
— *lividus* (Plagge), immobile, aérobie facultatif. Dans l'eau des conduites.
— *ochraceus* (Zimmermann), extrémités arrondies, de

1,25 à 4,5 μ de long, mouvement d'ondulation. Dans l'eau des conduites.

Bacillus plicatus (Zimmermann), immobile. Dans l'eau des conduites.

— *rouge de Kiel* (Brennig), dans les canaux de Kiel.

— *rubidus*, très mobile, extrémités tronquées.

— *sulfhydrogenus* (Miquel), détermine la formation d'hydrogène sulfuré.

— *tremelloïdes* (Tils), mobile, de 0,75 à 1 μ de long, dans l'eau des conduites.

— *violaceus* (Frankland), extrémités arrondies, mouvements lents vibratoires et rotatoires; 1,5 μ de long. Réduit les nitrates en nitrites. Dans les aqueducs.

— — *Laurentius*. Extrémités arrondies, très mobile, de 3 à 3,6 μ de long. Réduit les nitrates. Dans l'eau sortant de bassins de filtration.

— *viscosus* (Frankland), trois à quatre fois plus long que large. Dans l'eau de rivière. Pas de pouvoir réducteur.

Bacterium rosaceum metalloïdes (Dowdeswel), immobile.

b. *Liquéfiant la gélatine, ne produisant pas de matière colorante.*

Bacillus albus putidus (Maschek), mobile.

— *aquatilis* (Frankland), mouvement oscillatoire. Dans l'eau des sources profondes d'un terrain crétacé. Réduit l'acide nitrique en ammoniaque.

— *arbuscello* (Maschek), légers mouvements. Fait fermenter les liquides sucrés. Coagule la caséine du lait, forme des peptones, de la leucine, de la tyrosine, de l'ammoniaque, etc...

— *circulans*, mobile; de 2 à 5 μ de long.

— *delicatulus*, très mobile. Trouvé à la sortie des bassins de filtration.

Bacillus dendriticus (Bordoni), bacilles courts à extrémités arrondies.

— *devorans* (Zimmermann), très mobile. Trouvé dans
une eau de source.

— *filiformis* (Tils), mouvements oscillatoires. Gros
bacilles réunis en articles. Dans l'eau des conduites.

— *gasoformans* (Eisenberg), très mobile ; extrémités
arrondies. Anaérobie facultatif.

— *gracilis* (Zimmermann), bâtonnets arqués et arrondis aux extrémités. Mouvement rotatoire et
oscillatoire. Dans l'eau des conduites.

— *guttatus* (Zimmermann), très mobile ; 1 à 1,13 μ de
long.

— *hyalinus*, bacilles longs et larges, très mobiles,
trouvés dans le sable des filtres. Réduit les
nitrates. Coagule le lait au bout de sept jours.

— *implexus* (Zimmermann), immobile, bâtonnets
grands et gros. Dans l'eau des conduites.

— *liquefaciens* (Lisenberg), très mobile. Dans l'eau
des conduites.

— *liodermos* (Löffler), très mobile.

— *liquidus* (Frankland), très mobile ; de 1,4 à 3,5 μ de
long. Dans l'eau de rivière. Réduit les nitrates.

— *megaterium* (de Bary), mouvements de reptation.
Dans l'eau des conduites.

— *mesentericus vulgatus* (Flügge), mouvements on-
dulatoires. Trouvé dans les eaux de la
Vanne, de la Seine, de puits, de ruisseaux.

— — *fuscus* (Flügge), bacille court, très mobile.

— — *ruber* (Globig) (bacille rouge de la pomme
de terre). Peu mobile. 2,2 μ de long.

— *mycoïdes* (Flügge), bacilles gros, reliés en longs
fils, de 1,6 à 2,4 μ de long. Trouvé dans la grêle
et dans l'eau.

— *nubilus* (Frankland), mince, en chaînettes enrou-
lées en spirale. Réduit l'acide nitrique. Trouvé
dans l'eau filtrée.

Bacillus phosphorescens indicus (Fischer), très mobile. Extrémités amincies. Dans l'eau de mer.

— — *indigenus* (Fischer), bâtonnets gros, courts, très mobiles. Dans l'eau de mer.

— *punctatus* (Zimmermann), très mobile ; de 1 à 1,6 µ de long. Dans l'eau des conduites.

— *putrificus coli* (Bienstock), bâtonnets grêles, en forme de baguettes de tambour quand les spores se sont développés à l'une des extrémités.

— *radiatus aquatilis* (Zimmermann), peu mobile.

— *radicicole* (Eisenberg), peu mobile. Dans l'eau des conduites.

— *ramosus*, bacilles courts, formant de longues chaînes. Dans l'eau de rivière et de fontaine.

— *subtilis* (Ehrenberg), bâtonnets cylindriques ressemblant un peu au bacille du charbon. Mobile.

— *reticularis*, bacilles longs et minces, légèrement mobiles, coagulant le lait avec réaction acide, réduisant les nitrates en nitrites. Trouvés à la sortie des bassins de filtration.

— *superficialis*, gros bacilles trouvés dans les eaux d'égout.

— *termo* (Dujardin), très mobile ; aérobie, agent des putréfactions animales et végétales.

— *vermicularis* (Frankland), gros bâtonnets à mouvements oscillatoires. Réduit les nitrates en nitrites.

— *vermiculosus* (Zimmermann), grands bâtonnets à extrémités arrondies.

— *Zopfii* (Kurth), bâtonnets de 2 à 5 µ, en filaments pelotonnés.

Bacterium graveolens (Bordoni), ovale, 0,8 µ de long, se trouve habituellement sous l'épiderme entre les orteils. Ses cultures donnent l'odeur infecte de la sueur des pieds.

Proteus sulfureus (Holschewnikoff), bâtonnets longs et courts, mobiles.

Proteus Zenkeri (Hauser), très mobile, 1,6 μ de long. Produit la putréfaction des matières organiques.

c. *Ne liquéfiant pas la gélatine, produisant une matière colorante.*

Bacillo acquatile giallo-oro, mouvements lents.
  — — *rosso-orange,* immobile
  — — *rosso-ruggine* (rouge-rouille), filaments très mobiles.
Bacillus aurantiacus (Frankland), bâtonnets gros et courts. Réduit les nitrates. Dans l'eau de puits.
  — *aureus* (Adametz), peu mobile, de 1,5 à 4 μ de long. Se trouve sur la peau dans l'eczéma séborrhéique.
  — *berolinensis indicus* (Claessen), bâtonnet mince à bouts arrondis. Très mobile. Se montre généralement en articles isolés. Il a les dimensions du bacille typhique.
  — *bleu-indigo* (Lustig), mobile, mêmes dimensions que le bacille typhique. Aérobie, pas de spores.
  — *brunneus* (Adametz), peu mobile.
  — *erythrosporus* (Eidam), très mobile, extrémités arrondies, tronquées.
  — *flavocoriaceus* (jaune de soufre) (Adametz), petits bâtonnets immobiles.
  — *fluorescens non liquefaciens* (Eisenberg), bâtonnets courts, immobiles
  — — *putidus* (Flügge), courts bâtonnets très mobiles.
  — *lactis viscosus* (Adametz), bâtonnets courts entourés d'une capsule, peu mobile. Rend le lait visqueux et filant. Trouvé dans des eaux des fabriques.
  — *latericeus* (rouge-brique) (Adametz). Fils courts, recourbés, immobiles.
  — *syncyanus* (bacille du lait bleu) (Ehrenberg), peu mobile, de 1,3 à 4 μ de long. Ne coagule ni

n'acidifie le lait, lui donne seulement une couleur bleu ciel. Trouvé dans les eaux d'égout.

Bacillus viridis pallescens (Frick), bâtonnets à extrémités arrondies.

Bacterium luteum (List), cellules elliptiques de 1,1 à
1,3 μ de long, immobiles, coagule le lait.

Batterio fluorescente bleu-verde (Adametz), bacilles courts
accouplés par deux.

d. *Ne liquéfiant pas la gélatine, ne produisant pas
une matière colorante.*

Bacillus acidi lactici (Hueppe), bacilles courts, immobiles.
Trouvés dans le lait acide.

— *albus* (Eisenberg), bacilles courts à extrémités
tronquées. Mobiles.

— *aquatilis sulcatus* 1 (Weichselbaum), ressemble
au bacille typhique dans son développement. Très mobile. Dans l'eau des conduites.

— — 2 (Weichselbaum), courts bâtonnets à extrémités arrondies, de la dimension des
bacilles typhiques courts, mobiles. Trouvé dans l'eau des hautes sources de
Vienne.

— — 3 (Weichselbaum), courts bâtonnets res-
semblant à des cocci. Très mobiles.
Trouvés dans l'eau des hautes sources de
Vienne.

— — 4 (Weichselbaum), bâtonnets longs et
courts, souvent en fils. Peu mobiles.
Trouvés dans l'eau des hautes sources de
Vienne.

— — 5 (Weichselbaum), bâtonnets plus gros
que les bacilles typhiques. Mobiles.
Trouvés dans l'eau des hautes sources de
Vienne.

— *constrictus* (Zimmermann), bâtonnets formés de

deux à six articles de 1,5 à 6,5 μ de long. Mobiles. Dans l'eau des conduites.

Bacillus en chapelet (Maschek), bâtonnets courts, étranglés. Dans l'eau des conduites.

— D (Fontin), bacilles gros de 5 à 20 μ de long, peu mobiles.

— *fluorescens aureus* (Zimmermann), courts bâtonnets munis de cils colorables. Très mobiles. Dans l'eau des conduites.

— — *longus* (Zimmermann), bâtonnets courts mobiles, ou longs immobiles. Dans l'eau des conduites.

— — *tenuis* (Zimmermann), bâtonnets gros, courts, mouvements oscillatoire et rotatoire. Dans l'eau des conduites.

— *fuscus* (Zimmermann), bâtonnets rectilignes ou arqués, immobiles.

— *multipediculosus* (Flügge), longs bâtonnets graciles immobiles. Dans l'eau d'aqueduc.

— *muscoides* (Liborius), peu mobile. Anaérobie.

— *phosphorescens gelidus* (Forster), peu mobile, se trouve sur les poissons de mer phosphorescents.

— *rubefaciens* (Zimmermann), bâtonnets fins arrondis aux extrémités. Très mobiles. Dans l'eau des conduites.

— *rubescens*, bacilles longs de 4 μ, peu mobiles. Dans l'eau d'égout.

— *stolonatus* (Adametz), très mobiles. Beaucoup plus longs que larges.

— *subflavus* (Zimmermann), long de 1,5 à 3 μ. Peu mobile. Dans l'eau des conduites.

— *ubiquitus*, gros bacilles courts analogues à des microcoques. Immobiles. Très abondants.

— *ureæ* (Leube), gros bacille à extrémité arrondie. Convertit l'urée en carbonate d'ammoniaque, a été trouvé dans des eaux de la vallée d'Aoste.

— *Zurnianum* (List), bâtonnets courts, en pointe. Immobiles.

II. — Genre **Spirillum.**

Spirillum amyliferum (Van Tieghem), filaments rigides
Agit à l'abri de l'air comme ferment.
— *concentricum* (Kitasato), courtes spires à extrémités pointues. Très mobiles.
— *leucomelænum* (Perty), dans les eaux croupissantes.
— *plicatile* (Ehrenberg), dans les eaux stagnantes contenant des matières organiques en décomposition.
— *rubrum* (Esmarch), éléments courts très mobiles ou longs peu mobiles.
— *rufum* (Perty), dans l'eau de puits. Forme des taches rouges sur les parois.
— *rugula* (Muller), dans les eaux croupies. Anaérobie. Bâtonnets de 6 à 16 μ de long.
— *serpens* (Muller), très mobile. Dans les eaux stagnantes et les liquides putréfiés.
— *tenue* (Ehrenberg), très mobile. Dans les eaux stagnantes.
— *undula* (Muller), dans les eaux stagnantes putréfiées.
— *volutaris* (Ehrenberg), dans les eaux de marais.

III. — Genre **Leptothrix.**

Leptothrix ochracea (Kutzvig), dans les eaux contenant du fer.

IV. — Genre **Cladothrix.**

Cladothrix dichotoma (Cohn), dans les eaux courantes et stagnantes, surtout dans celles qui contiennent des matières organiques en décomposition.

V. — Genre **Streptothrix.**

Streptothrix Fœrsteri (Cohn), n'est pas admis par tout·le
monde.

3e FAMILLE. — BEGGIATOACÉES.

I. — Genre **Beggiatoa.**

Beggiatoa alba (Vaucher), filaments d'un blanc sale. Très
commun dans les eaux sulfureuses, les eaux
stagnantes, les puits, les citernes.
Thiothrix nivea, filaments immobiles entourés d'une
gaine produisant des gonidies. Se trouve dans
les eaux stagnantes et sulfureuses.

II. — Genre **Crenothrix.**

Crenothrix Kuhniana (Rabenhorst), masses épaisses colorées en brun ou en verdâtre, ayant une odeur
désagréable. Très abondantes dans les eaux stagnantes contenant des matières organiques ou
du fer. Donne à l'eau une odeur et une saveur
nauséeuses.

BACTÉRIES PATHOGÈNES.

I. — Genre **Micrococcus.**

Coccus B (Fontin), cocci grands, ronds.
Micrococcus Biskra (Clou de Biskra) (Heydenreich), di-
plocoques capsulés. Trouvés dans l'eau de la
vallée de Murgab. Liquéfiant.
— *cereus albus* (Pœsset), gros cocci, trouvés dans les
eaux de conduites. Non liquéfiant.
Staphylococcus pyogenes aureus (Microbe orangé) (Rosenbach), cocci inégaux, fréquents dans les eaux

de lavage. Liquéfiant. Produit : abcès, furoncles, ostéomyélites, arthrites suppurées, affections des reins, myocardites, endocardite ulcéreuse.

II. — Genre **Bacillus.**

Bacillus anthracis (Bactéridie charbonneuse) (Davaine), bâtonnets longs de 5 à 6 μ, larges de 1 à 1,5 μ, présentant une ligne légèrement sinueuse. Immobiles. Liquéfiants. Ont été trouvés dans l'eau de prairies où avaient été enfouis des animaux charbonneux.

— *canalis parvus* (Mori), bâtonnets assez longs, immobiles. Non liquéfiants. Trouvés dans l'eau de canal.

— — *capsulatus* (Mori), bâtonnets elliptiques, immobiles, ressemblant au pneumo-bacille de Friedlander. Non liquéfiants. Trouvés dans l'eau de canal.

— *coli communis* (Escherich), dimensions très variées; moins mobile que le bacille d'Eberth, dont il représenterait la forme saprophytique d'après MM. A. Rodet et G. Roux. Non liquéfiant. Très fréquent dans les eaux de puits de Lyon.

— *cuniculicida* (Septicémie du lapin) (Koch), bacilles courts, immobiles; probablement identique avec le bacille du choléra des poules. — Pathogène pour les lapins, les souris, les oiseaux.

— *hydrophilus fuscus* (Sanarelli), bacilles très courts de formes variables, très mobiles, liquéfiants, très pathogènes pour les animaux, fournissant des produits solubles non toxiques.

— *murisepticus* (Septicémie de la souris) (Koch), très petits bâtonnets immobiles tuant les souris excepté celles des champs. Non liquéfiant.

— *pyocyaneus* (Gessard), bâtonnets courts, réunis en zooglées, très mobiles, liquéfiants. Produit la maladie pyocyanique.

Bacillus saprogenes II (Rosenbach), petits bâtonnets très grêles, ayant une odeur de sueur des pieds. Sont pyogènes.

— *typhique* (Eberth-Gaffky), trois fois plus longs que larges, à extrémités arrondies, ayant des cils très mobiles. Non liquéfiant. Trouvé dans les eaux contaminées par des déjections de typhiques.

Proteus vulgaris (Hauser), bâtonnets un peu courbés, et sinueux. Très mobiles. Longs cils. Liquéfiant. Provoque la putréfaction de la viande.

— *mirabilis* (Hauser), zooglées, mobiles, liquéfiant. Sécrète une toxine qui tue les petits animaux.

III. — Genre **Spirillum**.

Spirillum choleræ (Bacille virgule du choléra) (Koch), bacilles courbes, souvent réunis en S, très mobiles; liquéfiant. Trouvé dans l'eau aux Indes.

Mode d'accès des microbes dans l'eau.

Cette longue énumération des diverses espèces de microbes contenus dans les eaux n'aurait que bien peu d'intérêt par elle-même si nous ne cherchions pas à savoir comment ils se comportent dans ce milieu où ils ne sont introduits qu'accidentellement. Nous allons donc voir comment ils arrivent dans l'eau et, une fois qu'ils y sont, combien de temps ils y demeurent. Nous ne nous occuperons dans cette étude que des microbes pathogènes, les seuls qui puissent avoir un intérêt pratique pour le médecin.

Par quelle voie les microbes pathogènes arrivent-ils dans l'eau? Ceux qui sont à la surface du sol sont entraînés par les eaux qui y coulent et si les puits ou les sources du voisinage sont mal garanties contre l'infiltration des eaux, celles-ci leur apportent tous les microbes pathogènes dont elles sont chargées. Cette diffusion des germes prend des proportions extrêmes aux périodes d'inondation.

Mais ce qu'il est important de savoir c'est s'ils peuvent arriver jusqu'à la nappe souterraine qui sert à l'approvisionnement de l'eau. Généralement celle-ci est suffisamment protégée par la profondeur à laquelle elle se trouve. Frænkel (1) a montré que, dans un quartier central de Berlin, dans un sol souillé depuis des siècles par la présence d'habitations humaines, la nappe souterraine située à 4 mètres de profondeur était absolument exempte de germes.

Mais il peut arriver que cette couche ne soit pas assez épaisse, que la zone bactérienne plonge dans la nappe elle-même (Bretagne) ou que des fissures naturelles rompent accidentellement et temporairement cette couche protectrice ou encore que des effractions artificielles (puits, fossés, tranchées, etc.) aient supprimé la couche protectrice et livré la nappe à la souillure (cas de Pierrefonds) et dans ce cas les bactéries cheminent d'autant plus vite et plus loin que les pores du terrain seront plus larges. Il est difficile de dire quel chemin elles peuvent parcourir ainsi, mais il est certain que des distances de plusieurs mètres peuvent être franchies comme le démontrent les nombreuses épidémies de fièvre typhoïde occasionnées par l'usage de puits voisins de fosses d'aisance non étanches (Grancher et Richard).

Durée de la vie des microbes dans l'eau.

Au point de vue de la durée, les microbes pathogènes se divisent en deux grandes classes : d'une part les bactéries, de l'autre les micrococoques. Les premiers s'y conservent beaucoup plus longtemps que les seconds. Cela tient, paraît-il, à ce qu'ils donnent des spores. Le fait est tout au moins démontré pour la bactéridie charbonneuse.

(1) *Zeitschrift für Hygiene*, 1889, p 23.

Pour les microcoques, qui ne possèdent pas de formes durables, leur existence est bien courte. D'une façon générale, on peut dire que les microbes pathogènes sont peu exigeants au point de vue de la quantité de substances nutritives dont ils ont besoin, car ils vivent très longtemps dans l'eau distillée et la composition chimique des eaux n'a aucune influence sur eux.

On comprend combien il est important d'être fixé sur la durée pendant laquelle ces microbes peuvent vivre dans l'eau. Aussi a-t-on fait de nombreuses expériences pour chercher à la déterminer.

Meade Bolton, Wolfhügel et Riedel sont arrivés à des résultats contradictoires.

M. Dubarry (1) a repris ces expériences et les a fort bien conduites sous la direction du professeur Straus. Il a recherché quelle était la durée de la vie des différents microbes pathogènes, dans les eaux potables, stérilisées ou non, conservées dans des flacons à la température du laboratoire. Il est arrivé aux résultats suivants :

A. *Dans les eaux de fontaine ou de fleuve stérilisées.*

Le *bacille du charbon* (*bacillus anthracis*) a été retrouvé encore vivant dans l'eau après cent trente et un jours.

Le *bacille de la fièvre typhoïde* a résisté pendant quatre-vingt et un jours, et aurait résisté sans doute encore si l'expérience n'eût pris fin.

Le *spirille du choléra asiatique* était encore revivifiable après trente-neuf jours.

Le *bacille de la tuberculose* vit encore dans l'eau après cent quinze jours, toutefois son action paraît s'atténuer lentement.

Le *bacille de la morve* y vit après dix-sept jours.

Le *streptococcus pyogenes* était encore revivifiable après quinze jours.

Le *staphylococcus pyogenes aureus* vit encore après un mois de séjour.

(1) *Thèse de Paris*, 1889.

Le *bacille du pus bleu* résiste soixante-treize jours.

Le *pneumobacille de Friedlander* y vit encore après une semaine.

Le *micrococcus tetragenus* est encore vivant après dix-neuf jours.

Le *microbe du choléra des poules* s'est trouvé encore revivifiable après huit jours.

Le *bacille du rouget du porc* résiste trente-quatre jours.

Le *bacille de la septicémie de la souris* vit encore après trois semaines.

Pour les microbes dont la vie est longue, les chiffres ci-dessus ne sont que des minimum, l'expérience n'ayant pu être prolongée suffisamment.

On voit combien les microbes pathogènes peuvent vivre longtemps dans l'eau stérilisée, c'est-à-dire débarrassée des micro-organismes qu'elle renferme habituellement. Il est donc très important de savoir comment ils vont se comporter dans l'eau ordinaire.

Dubarry a poursuivi ses expériences dans ce sens et a constaté :

B. *Dans l'eau non stérilisée.* Que la bactéridie charbonneuse (*bacillus anthracis*) peut vivre trois ou quatre jours dans l'eau du canal de l'Ourcq.

Que la bacille d'Eberth (bacille de la fièvre typhoïde) a pu y vivre quarante-huit heures.

Que le spirille du choléra (bacille virgule) n'y vit guère que vingt-quatre heures.

Que le bacille de Koch (bacille de la tuberculose) paraît ne pas pouvoir y vivre.

Que le bacille de la morve y vit très longtemps, plus de trois semaines.

Comment se fait-il donc que ces différents microbes disparaissent aussi rapidement, tandis que d'autres continuent à prospérer? Dubarry explique ce fait très justement de la façon suivante : Quand dans un milieu de culture se trouvent différentes espèces de micro-organismes, il arrive au bout de quelque temps que certaines d'entre

elles prennent le pas sur les autres et arrivent à y prédominer. Cette concurrence que se font entre eux les
microbes d'espèces différentes peut tenir à plusieurs rai-
sons.

L'espèce qui, dans un milieu donné, trouve les conditions les plus favorables à son développement, envahira
ce milieu plus ou moins vite, plus ou moins complètement, sans que l'on puisse dire au juste si les autres espèces sont détruites ou réduites à l'impossibilité de ger-
mer et de se reproduire. La concentration et la réaction
du milieu ainsi que la température ont une importance
capitale.

En général, on peut dire qu'aux schizomycètes il faut
un milieu alcalin, aux moisissures un milieu acide.

On pourrait supposer que les substances nutritives
sont d'autant plus vite assimilées par l'espèce qui s'en
empare la première, que le milieu lui est plus favorable,
et que dès lors les autres espèces se trouvant dans un
milieu de plus en plus pauvre ne peuvent s'y développer.
Mais ce n'est certainement pas là la cause de la disparition des microbes pathogènes dans l'eau non stérilisée
puisqu'ils peuvent vivre pendant très longtemps dans
l'eau distillée. Les produits de déchets, les produits de
transformation des matières assimilées par l'espèce pré-
dominante qui a pullulé, n'auraient-ils pas une certaine
importance sur les conditions vitales ultérieures du milieu?

Les produits sécrétés ne peuvent-ils point d'abord
arrêter le développement des autres espèces et, après
une certaine limite, le développement ultérieur de l'organisme prédominant.

Ce sont là des hypothèses qu'il est permis de faire,
mais qui nécessiteraient une vérification expérimentale.

Toutes ces déductions sont basées sur des expériences
faites par M. Dubarry *in vitro*, sur une petite quantité
d'eau qui ne se renouvelle point et où la multiplication
des bactéries aquatiles se fait très activement et dans des
proportions qui ne se présentent pour ainsi dire jamais

pour les eaux d'alimentation. C'est surtout en vase clos que les effets de la concurrence se font sentir. Il est impossible de conclure de ce qui se passe dans des tubes à ce qui se passe dans une rivière où l'eau se renouvelle à chaque instant et où les sources de contamination peuvent être de tous les instants, surtout en temps d'épidémie.

Il est donc évident que pour avoir une idée exacte de la façon dont les choses se passent dans les eaux, il ne faut pas expérimenter dans un laboratoire, mais se placer dans les conditions même où se trouvent les microbes pathogènes dans l'eau.

Dans deux séries d'expériences, M. Karlinski (1) a cherché à se rapprocher de ces conditions et à voir comment se comportaient dans l'eau potable les microbes du typhus, du choléra et du charbon. Pour cela, il injecta avec ces bactéries des échantillons de diverses sources. Il constata qu'en maintenant l'eau à sa température naturelle, qui était de 8°, ces trois bactéries ne peuvent ni proliférer ni même vivre dans l'eau. Le bacille du typhus a pu vivre six jours, celui du choléra n'a pu vivre soixante-douze heures qu'une seule fois, et la bactéridie charbonneuse (sans spores) ne s'est guère montrée plus résistante. Il semble donc que la basse température et la concurrence que leur font les autres bactéries de l'eau amènent leur destruction rapidement.

Pour se mettre dans de meilleures conditions, ce même expérimentateur injecta l'eau d'un puits avec des bacilles typhiques en nombre considérable, 72 millions par centimètre cube. Quelques heures après, il procédait à l'analyse bactériologique. A ce moment le nombre des colonies était encore très considérable (500,000 par centimètre cube). Au bout de trois jours, on ne retrouvait plus de bacille typhique.

On pourrait peut-être dire, à l'égard de cette dernière expérience, que la disparition des bacilles typhiques te-

(1) *Archiv für Hygiene*, X, p. 464.

nait à ce que, introduits en quantités fabuleuses dans
une eau ne leur fournissant qu'une maigre nourriture, ils
ne mouraient si vite qu'à cause de l'épuisement des
matières nutritives. Aussi, M. Karlinski (1) a-t-il tâché
dans de nouvelles recherches de répondre à cette objection en infectant l'eau comme cela a lieu dans la pratique, c'est-à-dire par des déjections typhiques. Il se servit
pour cela d'une citerne pouvant contenir 68 hectolitres
d'eau, dont la constitution chimique et la teneur habituelle en germes avaient été soigneusement étudiées. A
cette eau, dont on faisait varier la quantité dans les
différentes expériences (de 4 à 31 hectolitres), M. Karlinski ajoutait des quantités variables (2 à 3 litres environ) de selles liquides typhiques, dont la richesse en
bacilles typhiques était en même temps constatée par
des cultures sur plaques. De suite après l'infection et
pendant les jours suivants, on recherchait le bacille typhique dans l'eau. Il résulte de ces recherches que l'apport des selles typhiques augmente rapidement le nombre des bactéries en général qui, d'une moyenne de
1900 par centimètre cube environ, s'élève vers le troisième
jour à 40,000 et 70,000 pour retomber ensuite peu à peu
aux environs de la moyenne normale. Les bacilles typhiques au contraire ne cessent de décroître. Ainsi, de
suite après l'injection, M. Karlinski en trouva, pour citer
un exemple, 60 par centimètre cube ; après un jour, 49 ;
après deux jours, 16 ; et aucun après trois jours. Même
dans la vase il fut impossible de les retrouver après cette
époque.

M. Karlinski changea alors sa façon de procéder et
injecta l'eau journellement pendant onze jours de suite
au moyen de 300 centimètres cubes de déjections typhiques. Dans cette expérience, les bacilles vulgaires aug-
mentèrent aussi de nombre les premiers jours et les
bacilles typhiques se retrouvèrent pendant huit jours.
Après ce temps, ils disparurent, bien qu'on continuât

(1) *Archiv für Hygiene*, 1889, IX, 2, 4, p. 113, 432).

pendant trois jours à injecter le puits et que l'analyse de l'eau fut continuée jusqu'au quinzième jour; l'eau était naturellement soigneusement remuée avant chaque prise d'eau. L'analyse de la vase se trouvant au fond de la citerne ne donna pas non plus de meilleurs résultats au point de vue de la recherche du bacille typhique. dans une seconde série de recherches, l'eau fut infectée les premier, quatrième, huitième et douzième jours par 150 centimètres cubes de déjections typhiques et l'analyse continuée journellement jusqu'au vingtième jour. Dans ces cas, on retrouva le bacille encore le douzième jour, mais plus à partir de ce moment-là.

En rapprochant de ces expériences la courte vitalité du bacille typhique dans les déjections, résultant de ses précédentes recherches, M. Karlinski croit pouvoir mettre en doute le danger d'une injection typhique par l'eau contaminée par le contenu des fosses d'aisance, attendu que, dans un tel cas, le bacille typhique se trouverait en butte à la concurrence vitale des saprophytes des matières fécales et à celle des saprophytes de l'eau.

MM. Emmerich et Pinto ont également injecté un puits avec une culture typhique (1 litre de bouillon contenant 42 millions de germes par centimètre cube), et n'ont pas retrouvé le bacille après soixante-douze heures. Ces auteurs ont constaté en outre que même des spores charbonneuses avaient disparu de l'eau en trente-six heures

Mattei et Stagnitta(1) ont étudié l'action de l'eau courante sur les microbes pathogènes en procédant différemment. Ils plaçaient dans un tube de verre mis en communication par un tuyau en caoutchouc avec une conduite d'eau (source Martia, de Rome), des fils de soie imbibés de cultures pures des microbes qu'ils voulaient étudier, et fixés par un fil de coton à l'ouverture supérieure du tube. Après avoir ouvert le robinet et avoir laissé couler l'eau pendant un temps indéterminé, ils procédaient à des cultures sur plaque et à des inoculations avec des fils de

(1) *Annali dell' Instituto d'Igiene sperimentale*, 1, 2.

soie. Ce dernier point avait son importance, car les microbes immergés dans l'eau auraient pu conserver leur vitalité tout en perdant leur virulence. Dans les expériences sur le charbon, ils se servirent aussi de fragments d'organes pour être sûrs d'avoir des bactéridies dépourvues de spores. En même temps, ils firent également avec des fils de soie imprégnés de cultures pures des expériences sur l'action de l'eau stagnante. Celle-ci était recueillie dans de grands ballons d'environ 2 litres et tenue à la température de l'eau courante. Le tableau suivant donne les résultats obtenus :

| | DURÉE MAXIMUM DE JOURS. | | | |
| | EAU COURANTE. | | EAU STAGNANTE. | |
	Développement.	Virulence.	Développement.	Virulence.
Fragments d'organes charbonneux.	6	6	3	3
Fils imprégnés de bactéridies charbonneuses........	2	3	4	4
— — de spores de charbon............	(1)120	120	120	120
— — de bacilles typhiques.	4	»	13	»
— — — de la morve.	6	»	12	12
— — — du choléra des poules.	7	6	10	10
— Staphyl. pyogen. aureus	8	7	12	12
— Streptococcus pyogenes......	5	5	8	0

(1) L'expérience ne fut pas prolongée au delà de ce temps.

Ce tableau montre :

1° Que les microbes pathogènes peuvent vivre quelques jours soit dans l'eau courante, soit dans l'eau stagnante, et que leur virulence se conserve généralement pendant toute la durée de leur vie;

2° Qu'ils résistent moins à l'action de l'eau courante qu'à celle de l'eau stagnante.

Les auteurs sont disposés à admettre que cette différence pourrait tenir à l'action mécanique exercée par l'eau courante sur le protoplasma délicat des bactéries ; c'est peut-être leur attribuer une grande sensibilité.

Au point de vue pratique, on peut conclure que les germes pathogènes conservant leur virulence dans l'eau courante pendant quelques jours, pourront former des centres d'épidémie là où ils trouveront des conditions favorables d'existence. Dans les eaux stagnantes où leur vitalité se conserve plus longtemps, ils constitueront naturellement un danger plus grand.

Jusqu'ici nous ne nous sommes occupés que des eaux douces, mais il peut très bien arriver que l'eau de mer soit une cause d'infection. Celle-ci peut être directe ou indirecte. Nous citerons comme causes directes d'infections :

1º L'emploi de l'eau de mer comme boisson ; les populations des pays maritimes la boivent quelquefois à titre dépuratif ; en outre on y est exposé en se baignant;

2º Contamination par les bains en cas de blessures ou d'érosion de la peau ;

3º Dispersion de particules d'eau salée dans l'air par des vents violents.

Parmi les causes indirectes d'infection, on trouve :

1º Pénétration de l'eau de mer dans les terrains situés près de la mer et contamination des sources ;

2º L'emploi de l'eau de mer pour le lavage des tonneaux et autres ustensiles ;

3º Emploi de cette eau pour le blanchissage, etc.

Il était donc important de savoir comment se comporteraient les bacilles pathogènes dans l'eau de mer. M. de Giaxa (1) a étudié à ce point de vue les bacilles du charbon, du typhus, du choléra et le *Staphylococcus pyogenes aureus*.

Bacille du choléra. — Son existence et sa reproduction dans l'eau de mer non stérilisée dépendent beaucoup de

(1) *Zeitschrift für Hygiene*, VI, 2, p. 102.

la richesse de cette dernière en germes vulgaires. Dans une eau impure, comme celle puisée de 50 à 350 mètres du bord, dans un port, le bacille cholérique disparaît rapidement, quelquefois même avant que vingt-quatre heures ne se soient écoulées. Dans l'eau puisée à 3 kilomètres et beaucoup moins riche en germes, il augmente pendant les premières vingt-quatre heures, mais à partir du troisième jour, les autres bactéries lui ayant fait concurrence, il disparaît également. L'eau stérilisée paraît être un milieu nutritif favorable, car il s'y reproduit avec abondance. Au bout d'un certain temps cependant (vingt à trente jours), il continue à diminuer et finit aussi par disparaître.

Bacille du charbon. — Il se comporte comme celui du choléra, au bout de quarante-huit heures on n'en retrouve plus. Les spores mêmes sont détruites. L'eau de mer stérilisée est au contraire un bon terrain nutritif.

Bacille typhique. — Comme il est difficile à différencier des autres microbes, l'auteur a fait ses expériences avec de l'eau puisée à 3 kilomètres de la côte et par conséquent pauvre en germes. Il constata que le bacille typhique diminuait à mesure que les microbes augmentaient de nombre. Il se maintint cependant vivant pendant plusieurs jours. Dans l'eau stérilisée, il commence généralement par diminuer, puis il y a une recrudescence qui ne dépasse pas une dizaine de jours et qui est suivie d'une nouvelle diminution.

Le *Staphylococcus pyogenes aureus* se maintient beaucoup plus longtemps vivant. L'auteur le trouva encore vivant le quarantième jour. Pour 1500 colonies de microbes vulgaires, il y avait 860 colonies de staphylococcus. Dans quelques expériences il a même semblé prospérer malgré la concurrence des autres bactéries; il semblerait donc avoir moins à craindre de cette concurrence que les bactéries pathogènes précédentes. Dans l'eau stérilisée, il s'est bien développé, mais au bout d'un certain temps, il commence aussi à diminuer.

Il n'y a donc pas grande différence pour les microbes

pathogènes entre l'eau de mer et l'eau douce. On peut déduire des expériences de M. de Giaxa que si, d'une part, la concurrence des microbes vulgaires empêche dans la plupart des cas la prolifération des microbes pathogènes, ceux-ci peuvent néanmoins se maintenir vivants dans l'eau de mer. Ils pourraient ainsi, s'ils venaient à être placés dans des conditions plus favorables, devenir une source d'infection.

Cela est d'autant plus vrai que tout récemment M. Lortet (1) est arrivé à démontrer l'existence de microbes pathogènes dans les vases extraites de la mer Morte.

Cependant celles-ci sont tellement chargées de substances salines qu'aucun organisme supérieur ne peut y vivre. Les eaux puisées à 200 mètres de profondeur et analysées par M. Terreil ont donné par litre :

Chlorure de sodium	60.125
— de magnésium	160.349
— de potassium	9.63
— de calcium	10.153
Bromure de magnésium	5.040
— de calcium	0.700
	246.077

Dans certains endroits, le brome peut atteindre jusqu'à 7 grammes par litre.

Pendant longtemps les micrographes ont vainement cherché à y déceler la présence d'organismes quelconques. Récemment M. Lortet est arrivé à démontrer par des cultures et des inoculations la présence du microbe de la gangrène gazeuse et celui du tétanos.

Cela prouve une fois de plus que certains microbes pathogènes, notamment celui de la gangrène gazeuse et du tétanos, peuvent résister longtemps soit à l'état adulte, soit sous forme de spores au contact de grandes masses d'eau, même quand ces eaux renferment en quantité

(1) *Lyon médical*, n° 33, 1871.

énorme des sels nocifs pour tout autre organisme animal ou végétal inférieur. Au point de vue pratique, cela montre combien il serait imprudent de regarder une eau fortement salée comme un liquide antiseptique suffisant.

La multiplication possible des bactéries dans l'eau, et la résistance que les eaux potables présentent au développement des bactéries pathogènes, tels sont les deux résultats qu'il faut retenir. Nous ajouterons toutefois que ces études demandent à être complétées pour tout ce qui regarde les bactéries anaérobies qui existent dans les eaux potables. Il est possible qu'alors les résultats énoncés précédemment ne soient plus exacts.

Degré d'importance de la quantité de microbes contenus dans l'eau. —Bien que l'étude des microbes pathogènes constitue le côté le plus intéressant de la question, il ne faut cependant pas négliger tout à fait celle des saprophytes. Mais au lieu d'étudier chaque espèce en particulier, nous nous bornerons à chercher quelle peut être l'importance du nombre plus ou moins grand de microbes que peut contenir une eau, en un mot quel est le nombre de bactéries que l'on peut tolérer dans une eau pour que celle-ci ne cesse pas d'être potable.

Théoriquement l'on devrait exiger qu'une eau ne contienne aucune bactérie, ainsi que cela a lieu quand on prend l'eau à la source même. Mais dans la pratique il faut bien reconnaître que ce n'est pas réalisable, car, de la source jusqu'au lieu de consommation, l'eau est soumise à des causes de contamination trop nombreuses pour qu'elle puisse y arriver aussi pure qu'à son origine. Il est impossible en effet de stériliser des conduites d'eau qui peuvent avoir des centaines de kilomètres, pas plus que les immenses réservoirs qui servent à l'approvisionnement. Par conséquent, ne pouvant obtenir une perfection absolue, contentons-nous d'une qualité relative.

Quel compte doit-on tenir du nombre absolu de micro-organismes contenu dans 1 centimètre cube? La plu-

7

drain de Saint-Maur. Leur teneur en bactéries est la suivante :

	Moyenne annuelle.
Canal de l'Ourcq......................	65.040
Marne...............................	59.230
Drain de Saint-Maur..................	1.570

Ces chiffres sont assez intéressants, car l'eau du drain de Saint-Maur qui n'est autre que l'eau de la Marne dirigée à travers une tranchée comblée de matériaux filtrants nous montre ici un curieux exemple du pouvoir purificateur du sol à l'égard des bactéries. L'eau de la Marne qui renferme 59,230 bactéries par centimètre cube n'en renferme plus que 1,570 dans la conduite qui amène cette eau filtrée à l'usine de Saint-Maur. Nous noterons également que la pureté du drain semble proportionnelle à la pureté des eaux de la Marne. On peut déduire de cette observation, facile à contrôler toutes les fois que cette rivière présente des crues notables, ce fait important que l'on ne doit jamais exagérer la quantité d'eau dirigée à travers un filtre naturel, sous peine de voir l'eau filtrée à travers le sol s'enrichir d'une quantité anormale de bactéries (1).

Si l'on veut connaître le nombre de bactéries des eaux d'égout ne fût-ce que pour juger du degré de pollution que subit un cours d'eau par le fait du déversement de ces eaux dans les siennes, voici les chiffres constatés :

	Moyenne par c. c.
Égout de Clichy	12.395.000
— de Saint-Ouen..................	21.320.000

Au lieu de chercher à apprécier la quantité d'une eau d'après le nombre de microbes qu'elle contient, il serait plus juste de le faire d'après le nombre des espèces qu'elle renferme. Migula (2), de Carlsruhe, a fait dans ce

(1) *Annuaire de Montsouris*, 1891.
(2) *Centralblatt für Bacteriologie und Parasit.*, 1890, VIII Band, n° 12.

sens des recherches fort intéressantes qui portent sur 400 analyses bactériologiques. Il a constaté que :

5.25 pour 100 des eaux renferment 1 seule espèce bactérienne.
21.75   —   —   1 à 4   —
78.25   —   —   5 à 10   —
14.75   —   —   plus de 10   —

D'après cet auteur, quand on trouve plus de 10 espèces dans un centimètre cube d'eau, on doit admettre que cette eau est contaminée par des substances organiques et impures et que dans ce cas les bactéries de la putréfaction prédominent.

Action de l'acide carbonique sur les microbes des eaux. — Cette question est importante d'une part parce que les eaux naturelles contiennent des quantités variables d'acide carbonique, d'autre part parce que les eaux artificiellement surchargées d'acide carbonique, dites eaux de Seltz, font l'objet d'une telle consommation qu'il est utile de savoir si elles sont inoffensives, enfin parce que le sol renfermant de grandes quantités d'acide carbonique, il est intéressant de voir le rôle que celui-ci jouera vis-à-vis des bactéries de l'eau lorsque celle-ci filtrera à travers lui pour gagner la nappe souterraine.

Pour apprécier l'influence de l'acide carbonique sur le développement des microbes, M. Leone a étudié comparativement l'eau gazeuse et l'eau ordinaire. Celle-ci contenait au début 115 microbes par centimètre cube, l'eau gazeuse 186. Des examens furent alors pratiqués tous les cinq jours. Alors que dans l'eau ordinaire on comptait, au bout de quinze jours, des centaines de mille de bactéries, l'eau gazeuse présentait :

Après 5 jours..................... 87 bactéries.
  —   10 —   30   —
  —   15 —   25   —

Si l'on met en regard les chiffres que donne l'eau du Mangfall, très pure, qui arrive à Munich sous une pres-

sion de 5 à 6 atmosphères, qui ne contient grâce à ce fait
que 5 microbes, et à sa sortie des réservoirs renferme :

Après 24 heures................	300 bactéries.	
— 48 —	10.500	—
— 3 jours................	67.000	—
— 4 —	315.000	—
— 5 —	500.000	—

Cela prouve que l'acide carbonique est un mauvais
milieu de culture et qu'il n'y aurait pas d'inconvénients
de boire de l'eau de Seltz si elle ne contenait pas trop
souvent un poison qui tue bien plus sûrement que des
centaines de mille de bactéries, je veux parler de l'hydrocarbonate de plomb qui s'y trouve dissous ou en
suspension, ainsi que l'a montré Gautier. Ce plomb provient de l'étamage des têtes de siphon et est dissous avec
d'autant plus d'énergie que l'eau contient des matières
organiques et que l'acide carbonique y est dissous sous
pression. Ces eaux ont encore un inconvénient, c'est
que l'acide carbonique s'y trouve en dissolution mécaniquement et sous une forte pression : aussi lorsqu'il arrive dans l'estomac se dégage-t-il violemment et distend-il
l'organe, ce qui le fatigue et l'excite inutilement.

En outre, l'eau de Seltz artificielle étant généralement
fabriquée avec le carbonate de chaux et l'acide sulfurique
contient souvent une certaine proportion de ce dernier,
entraînée mécaniquement dans le dégagement gazeux plus
ou moins tumultueux de la réaction. Cette proportion atteint
rarement 500 milligrammes par litre ; généralement elle
est inférieure à 250 milligrammes. La présence de cet
acide n'en est pas moins fâcheuse, car elle peut amener
des troubles gastriques chez les sujets délicats.

Toutefois l'innocuité de ces eaux n'est pas aussi absolue que semble le croire Leone ; car les recherches de
Frænkel [1] lui ont fait voir que certains microbes pathogènes peuvent parfaitement se développer dans l'eau
carbonique.

[1] Frænkel, *Zeitschrift für Hygiene*, v. II, p. 332.

Il a expérimenté l'action de l'acide carbonique sur les micro-organismes suivants :

Micrococcus prodigiosus.
Bacillus indicus.
— subtilis.
— rhiziformis.
— megaterium.
— rouge } de l'eau.
— violet }
— fluorescens.
— phosphorescens.
— Zopfi.
— du lait bleu.
— acidi lactici.
— butyricus.
— du charbon.
— du choléra.
— de Finkler.
— de Deneke.
— de Friedlander (pneumonie)
— tetragenus.
— typhique.

Bacillus d'Emmerich.
— de Brieger.
— pyocyaneus.
— du choléra des poules.
— de la septicémie des lapins.
— — des porcs.
— — des souris.
— du rouget.
— de l'œdème malin.
— du charbon symptomatique.
Sarcine jaune.
— orange.
Proteus vulgaris.
Levure noire.
— rose.
— de bière.
Staphylococcus pyogenes aureus.
— — albus.
Streptococcus pyogenes.
— erysipelatis.

L'acide carbonique est loin d'exercer la même influence sur tous les micro-organismes. Un nombre restreint de ceux-ci croît presque aussi bien dans ce gaz que dans l'air ordinaire. Ce sont les bacilles du typhus, d'Emmerich, de Brieger, de l'acide lactique, le pneumocoque de Friedlander et la levure de bière.

D'autres croissent également dans ce gaz, mais avec des retards plus ou moins considérables. Tels sont le micrococcus prodigiosus, le bacillus indicus, le proteus vulgaris, le bacillus phosphorescens.

Quelquefois aussi, les entraves mises à la croissance des bactéries par l'acide carbonique ne sont surmontées qu'à l'aide d'une élévation de température (37° au lieu de la température de la chambre), par exemple le micrococcus tetragenus, les bactéries du choléra des poules, de la septicémie du porc, des lapins et des souris, du rouget, le streptococcus pyogène et celui de l'érysipèle et les staphylococcus aureus et albus.

Au contraire l'acide carbonique empêche absolument la croissance de tous les autres micro-organismes étudiés par M. Fraenkel, c'est-à-dire de la plus grande partie des saprophytes et des microbes pathogènes et notamment des bacilles du charbon et du choléra. On pourrait penser que le manque d'oxygène y est pour quelque chose, il n'en est rien, car une partie de ces bactéries appartient, d'après les recherches de M. Liborius, à la classe des anaérobies facultatifs et d'autre part on voit aussi des espèces absolument anaérobies se refuser à croître dans l'acide carbonique. Celui-ci n'est donc pas un gaz indifférent et il devenait intéressant d'étudier jusqu'à quel point il peut anéantir les micro-organismes. En opérant avec les espèces sensibles à son action, M. Fraenkel constata une diminution notable des germes dans les cultures de bouillon soumises d'une façon continue à l'action de ce gaz. Au bout du douzième jour, il ne restait plus que quelques individus (de 24 à 160) qui avaient probablement été plus résistants (les spores sont ici hors de cause, car les cultures n'en contenaient pas). Encouragé par ces résultats, l'auteur chercha aussi si ces qualités antiseptiques de l'acide carbonique pourraient être utilisées pour combattre la putréfaction; celle-ci toutefois ne fut que retardée, jamais empêchée.

Par contre, mélangé à de l'air atmosphérique dans la proportion de 75 p. 100, son influence s'atténue déjà presque entièrement, car les bacilles du charbon et du choléra y croissent parfaitement. Or comme le sol n'en contient guère plus de 11 p. 100, on ne peut donc plus attribuer à ce facteur la pauvreté en germes des couches profondes.

D'après Scala et Sanfelice (1) la quantité d'acide carbonique contenue dans les eaux potables ordinaires ne causerait aucun dommage aux microbes pathogènes suivants : du choléra, du charbon, du typhus, de la septi-

(1) *Annali dell' Istituto d'Igiene dell' Università di Roma*, IIe série, 3, p. 287.

cémic des lapins, *staphylococcus pyogenes aureus* et *albus* sur lesquels ont porté leurs expériences. De hautes doses atteindraient les bacilles du choléra et du charbon, mais laisseraient les autres indemnes et empêcheraient le développement des spores du *bacillus subtilis* et du charbon. L'acide carbonique contenu dans les siphons d'eau de seltz est nocif pour le *bacillus subtilis* et inoffensif pour le *proteus vulgaris*.

Action de la glace sur les bactéries. — De l'emploi des eaux provenant de la fusion de la glace. — La glace qui sert à la consommation est employée sous deux formes : soit sous forme d'eau, dite *frappée*, soit en fragments qu'on met en contact avec la boisson qu'on veut rafraîchir. De toute façon, on boit l'eau qui provient de sa fusion. Or cette glace peut être naturelle ou artificielle. Pendant longtemps, on a cru que la congélation purifiait l'eau et que la glace, même formée dans une eau impure, ne contractait aucune de ses propriétés nuisibles. Nous allons voir qu'il faut singulièrement en rabattre et que sa pureté est loin d'être égale à sa blancheur.

Un rapport de M. Riche au Conseil d'hygiène de la Seine va nous éclairer de suite. La *Société des Glacières de Paris* prend sa glace sur les étangs de la Briche, de Chaville et du Bois de Boulogne, dont les eaux renferment des matières organiques en abondance. M. Riche prit un bloc d'apparence magnifique, en lava la surface à l'eau chaude et le fit fondre. L'eau, provenant de cette fusion, fut évaporée et donna un résidu brun pesant 271 milligrammes. Chauffé, puis incinéré, ce résidu noircit en dégageant une forte odeur de corps gras. Les matières minérales pèsent 125 milligrammes et sont formées de sulfate de chaux. Les matières organiques pèsent 146 milligrammes. On sera frappé de ce fait que le résidu de l'évaporation directe contient plus de matière organique que de matière minérale. Un litre de cette eau contient une proportion de matière organique correspondant à 140 milligrammes d'acide oxalique. Or, on n'accorde à une eau potable qu'une quantité de matière organique représentant 20 milligrammes d'acide oxalique par litre. Par conséquent cette glace contient une quantité trop considérable de matière organique. Au microscope elle décèle un nombre très grand de micro-organismes.

Quant à la glace fabriquée artificiellement, comme elle est faite avec l'eau qui sert à la consommation habituelle, sa valeur hygiénique sera subordonnée à celle de l'eau qui sert à la fabriquer.

Le service sanitaire de l'État de Massachusetts vient de faire de nombreuses analyses de glaces, et il s'en dégage ce fait que, lorsque la glace est en voie de formation, les impuretés paraissent s'amasser dans les couches superficielles ; et, en second lieu, que lorsque cette couche atteint une épaisseur de deux centimètres environ, la nouvelle glace qui prend naissance sous la première est relativement pure.

Si la glace s'accroît par la congélation des eaux pluviales, les couches superficielles englobent encore toutes les impuretés de ces dernières. La neige n'est généralement pas plus pure, et il arrive souvent que si la chute de cette neige a lieu sur une couche de glace trop mince pour en supporter le poids, l'eau sous-jacente jaillit par les fentes qui se produisent dans la nappe cristalline et la *glace de neige* qui en résulte est généralement très impure.

Les chimistes de l'État de Massachusetts ont étudié les échantillons d'eau et de glace tant au point de vue de la composition chimique que de la teneur en matières organiques azotées et en éléments organisés.

Au point de vue chimique, ils ont reconnu ce fait que la purification due à la congélation portait sur les sels en dissolution dans l'eau et sur des corpuscules qui la colorent.

Au point de vue des matières organiques azotées, calculées à l'état d'ammoniaque, ils ont constaté que la glace de neige contient en moyenne 69 p. 100 des impuretés de l'eau ; les glaces d'autre provenance 12 p. 100, et la glace parfaitement transparente seulement 6 p. 100.

Quant à la teneur en bactéries, ils ont trouvé :

Pour les glaces de neige 81 p. 100.

Pour les glaces ordinaires 10 p. 100.

Et pour celles qui étaient absolument diaphanes seulement 2 p. 100 des bactéries contenues dans l'eau que recouvrait la glace.

La moyenne pour 12 échantillons — les plus mauvais — a donné aux expérimentateurs 138 bactéries par centimètre cube. Une glace parfaitement transparente a paru absolument privée d'éléments microbiens.

Ces expériences ont porté sur 66 échantillons d'eau et 336 échantillons de glace.

La conclusion de ces analyses est facile à déduire : cet intéressant travail montre que, si la glace est relativement plus pure que l'eau qui la fournit, cette purification est cependant loin d'être parfaite.

De plus, on ne devrait livrer à la consommation que des blocs de glace suffisamment épais et soigneusement débarrassés de leur couche superficielle ; enfin, on ne devrait utiliser que de la glace ayant une diaphanéité parfaite ; car, outre que la transparence est un indice de dureté et par conséquent de longue durée, elle est, comme on l'a vu, un signe de pureté plus grande.

L'opacité de la couche cristalline, en effet, est la marque d'une congélation inachevée, empruntant son aspect mat à une suite de petites cellules contenant de l'eau non congelée ; et, bien entendu, contenant encore toutes ses impuretés premières (1).

Russell (*Med. News*, 17 août 1889) a recherché dans 87 expériences quel était le degré de pureté de la glace consommée dans la ville de Madison. Cette glace est tirée des lacs de Mendoza et de Monona. Le lac de Mendoza a 6 milles de long sur 4 à 5 de large. Sa profondeur atteint 100 pieds ; le lac de Monona est beaucoup plus petit. Ces deux lacs reçoivent les égouts d'une ville de 30,000 habitants.

(1) *Journal d'hygiène.*

Les échantillons de glace pris au milieu de gros blocs et lavés à l'eau chaude étaient fondus dans des vases stérilisés, puis le liquide ensemencé d'après le procédé de Koch.

27 échantillons d'eau du lac ont donné de 3 à 3167 germes.

35 échantillons d'eau du lac ont donné de 14 à 1249 germes.

La congélation n'amène donc la destruction que de 69 p. 100 de germes.

En comparant la glace neigeuse avec la glace claire prise dans les mêmes blocs, les cultures ont donné :

Glace neigeuse.	Glace claire.
18	17
81	192
407	14
115	80
305	6924

La glace recueillie au fond contient une moyenne de 266 germes par centimètre cube ; celle de la surface 244.

Il n'a pas trouvé de germes pathogènes bien définis.

Prudden (1) a porté ses expériences sur les eaux de rivières et d'étang. Après avoir fait fondre la glace, il cultiva les microbes qui se développèrent et les compara à ceux que l'eau contenait avant sa congélation. Il constata que :

Le *bacillus prodigiosus* et le *proteus vulgaris* disparaissent après une congélation de cinq jours.

Le *staphylococcus pyogenes aureus* se chiffrait encore par 50,000 par centimètre cube après soixante jours de congélation.

Le *bacille de la fièvre typhoïde* se chiffrait encore par 7,000 après cent trois jours de congélation. Si on le soumet à des alternatives de fusion et de congélation, il

(1) *Medical Record*, 1887.

résiste moins. Il disparaît après 8 congélations en trois jours.

Il a montré également que la glace bulleuse renfermait toujours un nombre de microbes plus considérable.

Chantemesse et Widal ont constaté que le bacille typhique soumis pendant plusieurs jours à la congélation résiste très bien et conserve toute sa vitalité.

Frænkel (1) a cherché à déterminer le nombre de germes contenus dans la glace qui servait aux boissons.

On se sert à Berlin de trois espèces de glaces : l'une naturelle provient en grande partie des étangs situés en amont et en aval de la ville, et qui sont en communication directe ou indirecte avec la Sprée. Une autre espèce est obtenue artificiellement par la congélation de l'eau des puits de la ville. Une troisième enfin est fabriquée avec de l'eau distillée.

Si l'on fait fondre la première espèce, c'est-à-dire la glace naturelle, on trouve de 8,000 à 21,000 microbes dans un centimètre cube d'eau, c'est donc une glace très impure.

Celle qui est obtenue artificiellement avec l'eau des puits de la ville ne le cède guère en impureté à la glace naturelle, ce qui n'a rien d'étonnant puisque l'eau de ces puits est elle-même très chargée de microbes.

Au contraire, la glace obtenue par la congélation de l'eau distillée est presque absolument pure ; un centimètre cube provenant de la fusion d'échantillons de cette glace ne renferme que quelques unités de germes (10, 14, 8, 6, parfois 0).

On en conclut qu'il faut rejeter l'emploi de la glace naturelle, ainsi que celle qui provient de l'eau de puits. Toutes les fois que cette glace doit entrer en contact direct avec les aliments ou les boissons. Dans ces cas, il y a avantage à ne se servir que de la glace fabriquée avec l'eau distillée.

___

(1) *Koch* und *Flügge's Zeitschrift für Hygiene*, 1886, Bd. I, Heft 2, p. 302.

BACTÉRIES DES EAUX MINÉRALES

II. — EAUX SULFUREUSES.

Au point d'émergence des sources d'eaux sulfureuses, on voit des touffes de productions organisées, dont on a longtemps méconnu la nature. C'est à elles qu'on a donné le nom de *glairine*, de *barégine*, dans la pensée que cette substance était un précipité de nature organique. On a même été jusqu'à doser ce prétendu précipité. Il aurait cependant suffi d'en faire l'examen microscopique pour voir qu'il s'agissait de matière organisée et non pas organique.

Cramer (1) est le premier qui ait démontré que cette matière était constituée par des microorganismes de la famille des algues, et que ceux-ci contenaient des grains de soufre emmagasinés dans leur protoplasma.

Cohn (2) confirma le fait et constata les mêmes grains de soufre dans d'autres espèces vivant dans les eaux sulfureuses. Il les attribua à l'oxydation de l'hydrogène sulfuré. Il attribua, en outre, la production de cet hydrogène sulfuré à l'action réductrice des sulfuraires sur les sulfates contenus dans les eaux sulfureuses. Il s'appuyait sur une observation de Lothar Meyer (3), qui avait constaté l'augmentation de l'hydrogène sulfuré dans une eau thermale contenant des *Beggiatoa* et conservée au laboratoire.

Marcet (4) avait de son côté constaté que la matière

(1) Müller, *Chem.-phys. Beschreibung der Thermen von Baden in der Schweiz*, 1870.
(2) Cohn, *Beiträge zur Biologie der Pflanzen*, 1875.
(3) Meyer, *Journal für Prakt. Chemie*, 1864.
(4) Marcet, *Annales de la Société d'hydrologie*, t. XIX.

organisée des eaux sulfureuses était constituée par des oscillaires et que les longs tubes des algues renfermaient des granulations de soufre, mais il ne tirait aucune conséquence de ces faits.

Quelques années plus tard, Plauchud, se trouvant dans les environs de Forcalquier, eut l'occasion d'observer une source sulfureuse, à la surface de laquelle se formait par évaporation une mince pellicule de sulfate de chaux. Au griffon on voyait de nombreux filaments de sulfuraires fixés aux galets. Il étudia ces conferves et conclut qu'elles réduisaient le sulfate de chaux en donnant lieu à la formation d'hydrogène sulfuré. Pour lui, cette réduction était le résultat d'une fermentation anaérobie produite par des êtres vivants.

Mais les études les plus complètes sur ce sujet ont été faites d'une part par MM. Étard et Olivier, d'autre part par M. Winogradsky. Nous allons nous y arrêter un peu plus longuement, car ce sont les travaux de ces savants qui ont jeté le plus grand jour sur cette question.

1° *Des organismes vivants dans les eaux sulfureuses.* — M. Louis Olivier (1) a fait sur ce sujet une série de recherches fort intéressantes, dont nous allons reproduire les côtés les plus saillants :

1° *Présence d'organismes inférieurs dans les eaux sulfureuses.* — La présence d'organismes bactériens est constante aux griffons de toutes les eaux sulfureuses, froides ou thermales.

2° *Existence de la vie active à des températures élevées.* — Un autre fait mérite d'être signalé : c'est la prolifération de ces microorganismes à des températures relativement très élevées.

Ils vivent et se multiplient dans la profondeur de l'eau à 55°. Il en est ainsi à la source des Œufs, à Cauterets. Dans la même station balnéaire, on observe aux griffons des Espagnols (46°,7), de César (48°), du Pré (49°) et de Mauhourat (50°) un développement abondant de matière

(1) *Académie des sciences*, 27 sept. 1886.

organisée. Recueillie avec les précautions convenables, puis ensemencée dans du bouillon de bœuf, cette matière y a proliféré à 65° et même au voisinage de 70°.

3° *Organismes des sources froides.* — Quand l'eau sulfureuse sourd à une température voisine de celle de l'air, la matière vivante du griffon est filamenteuse.

Elle consiste en longues files rectilignes de cellules courtes et incolores dont le diamètre est très variable (en général, de 1μ à 6μ). Ce sont des *Leptothrix* dont les cellules sont garnies de granulations de soufre. Leur protoplasma en est rempli. Ce soufre, renfermé dans les filaments vivants, paraît amorphe : il ne semble exercer alors aucune action sur la lumière polarisée.

4° *Organismes des sources chaudes.* — Dans les sources sulfureuses chaudes, la matière organisée présente une apparence très différente.

Aux griffons de César (48°) et Mauhourat (50°), c'est une substance mucilagineuse, un peu floconneuse, grise ou incolore, qui adhère aux rochers. Elle est composée d'une infinité de *Bacillus* d'extrême finesse. Ces organismes sont, pour la plupart, courts au point de présenter assez souvent l'aspect presque ponctiforme des *Micrococcus*. Ils sont unis ou bicellulaires, ou tout au plus composés de trois ou quatre cellules. Quelques-uns cependant sont plus allongés. Plusieurs ressemblent à des *Bacterium*. Tous sont immobiles. On les observe plus facilement en les colorant à l'aide du violet de méthyle et des dérivés de l'aniline.

Les membranes géliflées de ces petits êtres renferment un sel de fer. L'hydrogène sulfuré les noircit (1). Un courant d'air les décolore très rapidement.

Le microscope montre des particules minérales et des cristaux de soufre disséminés dans le mucilage qui réunit les *Bacillus* en zooglées. Au griffon même, le protoplasma de ces *Bacillus* renferme en grande quantité des granu-

(1) De là la coloration noire des zooglées qui vivent dans les eaux riches en acide sulfhydrique libre.

lations très nettes de soufre, solubles dans le sulfure de
carbone.

Si, après avoir desséché la glaire des griffons, on en
traite une certaine quantité par le sulfure de carbone, le
liquide filtré, puis soumis à une lente évaporation, laisse
déposer d'assez gros cristaux de soufre qu'il est facile
d'étudier à l'œil nu.

Les *Bacillus* de la zooglée des sources chaudes sont
donc, comme les longs filaments des sources froides, des
accumulateurs de soufre métalloïdique. Constituent-ils
une forme indépendante, spécifiquement distincte des
Leptothrix, ou bien faut-il voir dans le bâtonnet (des
griffons chauds et le long filament des griffons froids
deux états d'un même organisme ? Voici quelques remarques à ce sujet :

6° *Variation de la composition de la glaire suivant la
température.* — Depuis l'origine des sources jusqu'aux
buvettes, les conduites d'eau et les bassins de refroidissement ont leurs parois internes revêtues d'un dépôt de
matière organisée ; on en observe également dans les
ruisseaux où l'eau, tout à fait refroidie, s'écoule à l'air
libre. Or la composition du dépôt, loin de demeurer
constante d'un bout à l'autre du parcours de l'eau, m'a
paru, au contraire, varier suivant la température et l'état
physique du milieu.

Dans la profondeur des griffons chauds de Cauterets,
le microscope ne montre guère que de très petits organismes, des bâtonnets extrêmement courts. Associés à
ces *Bacillus* minuscules, on observe des bâtonnets un
peu plus allongés dans l'eau moins chaude de certaines
conduites et des réservoirs.

Il en est ainsi, par exemple, dans l'aqueduc de la fontaine de César à l'établissement des Thermes et dans les
bassins de refroidissement de la Raillère (1).

(1) Dans ces bassins pullulent les organismes qui nous occupent : on
les y récolte mêlés à de nombreuses impuretés : la surface affleurante des
plaques qu'ils constituent est en effet à une température peu élevée ; en
outre, elle reçoit le contact de l'air et des germes qu'il charrie. Aussi y

Moins la température est élevée, plus les bâtonnets sont allongés. A 30° ils semblent des tronçons de *Lepto-thrix*. Au-dessous de 25° la forme filamenteuse commence à prédominer ; enfin, dans les ruisseaux qui ont à peu près la température de l'air ambiant les filaments consti-tuent de longues houppes soyeuses ; le microscope nous les montre identiques aux *Leptothrix* des sources sulfu-reuses froides.

6° *Causes de la sulfuration.* — La présence même extrêmement abondante de ces microorganismes aux griffons des sources sulfureuses ne saurait cependant suffire pour expliquer la sulfuration de l'énorme volume d'eau que débitent certains griffons. Il y avait donc à se demander si la cause de la sulfuration ne se trouverait pas aussi dans les profondeurs mêmes de la terre. On conçoit qu'il en puisse être ainsi si l'eau parcourt de longues galeries sous le sol sans filtration.

M. Olivier (1) a donc cherché à ramener des êtres vivants du fond même des griffons. Dans un griffon, il a pu atteindre à la profondeur de 3 mètres, et y a constaté un abondant développement de matière organisée.

Mais c'est là une observation insuffisante pour juger le problème. L'examen chimique de l'eau fournirait à ce sujet d'utiles indications. Si, en effet, les organismes microscopiques n'existent qu'à l'émergence de la source, c'est-à-dire uniquement au griffon, il est évident qu'ils sont incapables d'y déposer une quantité appréciable de matière organique. Il en serait tout autrement dans le cas où les galeries souterraines seraient peuplées d'êtres vivants. Or, en recueillant plusieurs litres d'eau au griffon même de Cauterets, et éliminant par filtration à la bougie Chamberland les organismes détachés des parois du griffon, on constate, à l'aide du chlorure d'or et du per-manganate de potasse, que cette eau privée de microbes renferme une quantité notable de matière organique à

trouve-t-on des Diatomées et des Kystes d'Infusoires ainsi que de nom breux filaments semblables aux *Leptothrix*.

(1) Olivier, *Archives générales d'hydrologie*, 1890, p. 100.

l'état de dissolution. Cela porte à penser que les organismes de la glairine et de la barégine existent dans les galeries souterraines de ces fontaines, et que c'est à eux que l'eau doit d'être sulfureuse.

Ainsi il est donc bien établi que les eaux sulfureuses renferment des microorganismes. M. Winogradsky (1), qui en a donné une description très complète, les a nommés très justement *sulfo-bactéries*. Celles-ci peuvent être divisées en différents genres, dont nous donnons ci-dessous les principaux caractères.

Morphologie des sulfo-bactéries. — Les sulfo-bactéries ne dérivent pas les unes des autres, mais il en existe un nombre considérable d'espèces distinctes, pouvant se développer dans les mêmes conditions et produire les mêmes phénomènes.

Elles ne se développent bien que dans une eau contenant une quantité modérée mais constante d'hydrogène sulfuré. Il leur faut cependant de l'oxygène, mais en proportion très faible. Si on les transporte dans un autre milieu, par exemple dans l'eau distillée, elles meurent.

Nous allons passer en revue rapidement les principales espèces :

Beggiatoa. Les espèces de ce genre peuvent se fragmenter en articles de dix à quinze cellules quand l'hydrogène sulfuré manque, mais ce sont les seules métamorphoses qu'ils subissent. Il en existe plusieurs espèces qui se distinguent par l'épaisseur de leurs filaments.

Les *Thiothrix* (θιὸς, soufre ; θρίξ, filament) forment un genre nouveau, se distinguant des Beggiatoa parce qu'ils sont fixés et entourés d'une gaine. De la partie supérieure se détachent de petits articles gonidiens mobiles qui servent d'appareil de reproduction.

Ensuite, on trouve un certain nombre de Bactéries colorées en rouge par une substance qu'on appelle la bactério-purpurine. D'après Engelmann, les bactéries

(1) Winogradsky, *Zur Morphologie und physiologie der Schwefel bacterien*, Leipzig, 1888.

qui se meuvent à la lumière décomposeraient l'acide carbonique comme les plantes vertes ; mais Winogradsky combat cette opinion et attribue les résultats de l'auteur précédent à l'intervention des bactéries vertes, dont il n'aurait pas pu se débarrasser. Cette hypothèse de Winogradsky explique la découverte si inattendue d'une bande assimilatrice dans l'infra-rouge et la coïncidence des bandes d'absorption de la bactério-purpurine avec les régions où les bactéries dégagent de l'oxygène.

Parmi ces bactéries rouges on trouve :

Les *Thiocystis*, genre nouveau, formant plusieurs colonies englobées dans une masse gélatineuse.

Les *Lamprocystis*, les *Amœbobacter*, genre nouveau, dont les colonies sont animées d'une sorte de mouvement améboïde.

Les *Thiopolycoccus*, les *Thiodictyon*, genres nouveaux.

Les *Thiotece*, semblables aux *Aphanothece*.

Les *Thiocapsa*, analogues aux *Aphanocapsa*.

Les *Thiopedia*, ressemblant aux *Merismopedia*.

Les *Chromatium*, qui comprennent les *Monas Okenii, vinosa*, etc.

Les *Rabdochromatium*, genre nouveau, à cellules fusiformes.

En résumé, les recherches de Winogradsky renversent les théories généralement admises, et, au point de vue morphologique, elles combattent très nettement le polymorphisme qu'on avait cru pouvoir annoncer sans preuves suffisantes. Cependant les travaux récents de MM. Charrin et Guignard, Wasserzug, etc., démontrent qu'il existe un polymorphisme restreint chez les bactéries.

Nous allons résumer dans le tableau suivant les genres et espèces principales de sulfo-bactéries.

SULFO-BACTÉRIES INCOLORES.

	Genres.	Espèces.
Filaments d'égale épaisseur toujours mobiles et ne formant jamais de gonidies	BEGGIATOA..........	Minima. Media. Alba. Major.
Filaments d'épaisseur inégale, immobiles, formant des gonidies en bâtonnets mobiles....	THIOTHRIX	Nivea. Tenuis.

SULFO-BACTÉRIES ROUGES.

I. — CELLULES EN COLONIES RÉUNIES.

a. *Division des cellules en trois sens.*

Colonies petites, compactes, isolées ou entourées de plusieurs par un kyste gélatineux, pouvant exister en grand nombre.	THIOCYSTIS..........	Violacea. Rufa.
Colonies étalées à plat sur le substratum; cellules ne se multipliant pas.................	THIOCAPSA..........	Roseo-persicina.
Colonies en touffes...........	THIOSARCINA........	Rosea.

b. *Division des cellules d'abord en trois directions puis en deux.*

Colonies d'abord solides, puis se divisant en petites sphères creuses, réticulaires, enfin se disséminant en petits groupes nombreux.................	LAMPROCYSTIS	Roseo-persicina (Clathrocystis).

c. *Division des cellules en trois directions.*

Colonies en forme de tablettes, cellules en groupes..........	THIOPEDIA	Rosea.

d. *Division des cellules dans un seul sens.*

Colonies à mouvements améboïdes, cellules réunies par des filaments..............	AMOEBOBACTER	Roseus. Bacillosus. Granula.
Colonies avec kystes gélatineux épais, cellules très lâchement enfouies dans la gélatine, pouvant se multiplier..........	THIOTHECE	Gelatinosa.

Colonies de bâtonnets à extrémités réunies à un réseau......	THIODICTYON........	Elegans.
Colonies solides de petites cellules denses pressées ensemble, immobiles...............	THIOPOLYCOCCUS....	Ruber.

II. — CELLULES LIBRES.

Cellules cylindro-elliptiques,....	CHROMATIUM	Weissl. Vinosum. Minutissimum. *Minus.* — Okenii (*monas Okenii*).
Cellules fusiformes ou en bâtonnets...................	RHABDOCHROMATIUM..	*Roseum. Fusiforme. Minus.*
Cellules enroulées en spirales...	THIOSPIRILLUM......	*Sanguineum* (*ophidomonas sanguinea*). *Ehrenberg.*

Rôle biologique des sulfo-bactéries. — Cette étude est très difficile à faire parce qu'il est impossible d'appliquer aux sulfo-bactéries les méthodes de cultures habituelles. Winogradsky a très bien vu ce fait qu'on ne peut cultiver ces organismes à l'état pur dans des ballons renfermant un liquide nutritif pas plus que sur un milieu solide, ce qui empêche de les isoler facilement.

La raison en est dans la singularité de la nutrition de ces êtres, qui les différencie de la plupart des espèces dépourvues de chlorophylle. Ils ne se développent bien que dans les eaux tenant en solution une quantité *modérée*, mais constante d'hydrogène sulfuré. L'accès de l'air doit pourtant être libre puisque ce sont des organismes aérobies. La teneur en matière organique du milieu doit être tout à fait minime, mais constante aussi. Toutes ces conditions ne sont complètement réalisables que si on renouvelle constamment le liquide approprié à la culture ; c'est ce qui a lieu dans les sources sulfureuses. On s'explique ainsi la végétation si riche des sulfo-bactéries dans ces sources et leur développement difficile ailleurs.

Pour remédier à cet inconvénient il faut, au lieu de

faire des cultures en grand, en faire en petit, c'est-à-
dire sur la lame du porte-objet du microscope. Il ne
faut pour cela que prendre un filament de beggiatoa gros
comme une tête d'épingle et le noyer dans une goutte
d'eau. On peut ainsi étudier facilement l'influence du
milieu sur leur développement et voir quels sont leurs
besoins nutritifs.

Cette méthode est la seule qui permette d'isoler le
beggiatoa à l'état pur.

M. Olivier (1) s'est contenté d'introduire des beggiatoa dans un ballon contenant de l'eau faiblement séléniteuse. Il constata ainsi qu'après avoir pris un grand
développement et accumulé une quantité relativement
considérable de granulations de soufre, on voyait à un
moment donné ce métalloïde disparaître d'une façon
très sensible, en même temps que les beggiatoa se loca-
lisaient à la surface de l'eau. D'autre part, il avait vu
que les beggiatoa perdaient leur soufre quand on les
mettait dans l'eau pure. Il en avait conclu que ces organismes étaient les agents producteurs : 1° de l'hydrogène sulfuré par réduction des sulfates; 2° de granules
de soufre par oxydation de l'hydrogène sulfuré. Cette
conclusion présentait quelque chose de contradictoire.
Il est impossible en effet que le même agent soit à la fois
un corps réducteur et un corps oxydant. M. Olivier avait
bien constaté un fait qui est vrai, à savoir que si l'on
introduit de la barégine dans des flacons remplis d'eau
et bouchés, il s'y produit de l'hydrogène sulfuré, mais
l'interprétation qu'il en a donnée est inexacte. Winogradsky a bien fait voir en effet que les filaments de barégine ainsi immergés périssent rapidement. Au bout de
trois à cinq jours, quand la production d'hydrogène sulfuré commence, on trouve déjà quantité de filaments
morts et, quelques jours après, quand le liquide est sa-
turé de ce gaz, on n'en trouve plus de vivants. Les filaments gonflés, à demi désorganisés, que l'on découvre

(1) *Académie des sciences*, 6 nov. 1882.

au microscope sont alors privés des grains de soufre qu'ils contiennent toujours à l'état normal.

On peut donc déjà conclure que l'hydrogène sulfuré se forme aux dépens du soufre intra-cellulaire ; mais cette formation est-elle le fait d'une activité vitale des sulfo-bactéries, comme le soutient M. Olivier ? L'expérience suivante montre qu'il n'en est rien.

On transporte quelques flocons de beggiatoa très riches en grains de soufre, dans une goutte d'eau sur la lame du porte-objet et on la recouvre d'une lamelle de 22-25 millimètres de manière que les flocons restent au centre de la goutte qui s'écrase en les débordant de tous côtés. On tue alors les filaments simplement en les lavant à l'eau distillée. En les observant ensuite de jour en jour, pendant quelque temps, on voit, à mesure que les cellules mortes perdent leur soufre, une marge jaune de grains et de cristaux de soufre se former le long des bords de la goutte, qui exhale une odeur très sensible d'hydrogène sulfuré. La production de ce gaz dure tant qu'il reste du soufre au centre de la goutte. Enfin les filaments se désorganisent complètement et finissent par être méconnaissables.

La marche du phénomène est facile à comprendre. Le soufre se combine à l'hydrogène à l'abri de l'air, et l'hydrogène sulfuré décomposé au contact de l'air dépose au bord de la goutte du soufre qui subit aussi une migration du centre à la périphérie. Mais par quel mécanisme se produit la combinaison du soufre et de l'hydrogène ? C'est une question qui, l'expérience précédente le montre, ne touche pas à la physiologie des sulfo-bactéries, puisqu'elles sont malades quand elle commence et mortes quand elle a son maximum d'intensité. Pour Winogradsky elle est due à l'action des organismes de la putréfaction qui apparaissent bientôt dans la goutte et y pullulent autour des filaments morts. On sait, en effet, qu'il se produit de l'hydrogène sulfuré dans la putréfaction de toutes les matières organiques contenant du soufre.

Mais cela ne suffirait pas à prouver que les sulfo-bactéries n'exercent pas une action réductrice sur les sulfates, et MM. Etard et Olivier apportent même à l'appui
de cette théorie ce fait que dans les eaux sulfureuses
ces bactéries se garnissant de granulations de soufre,
cela montre qu'elles réduisent l'hydrogène sulfuré pour
en fixer le soufre.

Mais Hoppe-Seyler (1) a fait voir il y a longtemps que
les sulfo-bactéries ne sont pour rien dans la réduction
des sulfates en présence des matières organiques, et que
la formation de l'hydrogène sulfuré résulte d'un phénomène secondaire, d'une fermentation à l'abri de l'air.

Pour démontrer que la formation de granules de soufre est due non à la réduction des sulfates, mais à l'oxydation de l'hydrogène sulfuré de l'eau, Winogradsky
introduit des filaments de beggiatoa dans une solution
de sulfates et en culture suffisamment pure, et constate
qu'ils perdent rapidement leurs granules de soufre et
n'en forment plus si longtemps qu'on les y laisse. Mais
aussitôt qu'on leur donne un peu d'eau contenant de
l'hydrogène sulfuré, fût-ce même la solution de sulfates
dans laquelle ils vivent, et dans laquelle on a fait bar-
boter quelques bulles de ce gaz, on voit de nouvelles
granulations apparaître au bout de deux à trois minutes
et remplir les cellules au bout de quelques heures. Il
n'y a donc aucun doute à avoir sur l'origine du soufre
dans les sulfo-bactéries.

Quel est le rôle physiologique de ce soufre?

Dans des expériences conduites avec une grande rigueur scientifique, Winogradsky a montré que ce soufre
était transformé en acide sulfurique par les sulfo-bactéries et que cet acide se combinait aux bases présentes.

On voit donc que le rôle physiologique des sulfo-
bactéries est purement oxydant et que ce phénomène
d'oxydation subit deux phases bien distinctes :

1° Oxydation de l'hydrogène sulfuré du milieu am-

---

(1) Hoppe-Seyler, *Zeitschrift für Phys. Chemie*, t. X, fasc. 5, 1886.

biant donnant lieu au dépôt de soufre dans les cellules des bactéries ;

2° Oxydation du soufre intra-cellulaire qui passe à l'état d'acide sulfurique et se combine aux bases présentes.

Le protoplasma de l'être vivant intervient activement dans ce phénomène de combustion et le rend particulièrement intense.

Afin de présenter d'une façon plus claire cette discussion un peu longue, nous la résumerons dans les quelques propositions suivantes :

1° Les Beggiatoa conservés dans une atmosphère renfermant une petite quantité d'hydrogène sulfuré se remplissent de granules de soufre ;

2° Ils se vident très rapidement de ces mêmes granules, lorsqu'on les met dans de l'eau de source exposée à l'air ;

3° Dans une eau chargée de gypse, ils se comportent exactement comme dans l'eau pure ; ils commencent par y perdre leur soufre, puis s'y segmentent, ce qui est un signe de souffrance, et finissent par y périr ;

4° Si, dans la culture faite dans une eau séléniteuse, il y a quelque part un phénomène de putréfaction, dû aux impuretés vivantes et mortes, dont on sépare difficilement les Beggiatoa, les filaments vivants de cette plante peuvent très bien ne pas perdre leur soufre ou en reprendre s'ils l'ont perdu et s'allonger lentement comme ils le font lorsqu'ils ont rencontré de bonnes conditions d'existence ; mais c'est que la putréfaction survenue sur un point de la culture ou de la préparation fournit de l'hydrogène sulfuré que le Beggiatoa oxyde.

Cette dernière remarque explique l'erreur où sont tombés ceux qui, transportant de la semence de Beggiatoa dans une eau séléniteuse et la voyant se multiplier dans cette eau, qui devenait en même temps sulfureuse, avaient attribué à la sulfo-bactérie la production d'hydrogène sulfuré. En réalité, la semence avait apporté avec

elle de la matière organique, faite quelquefois de filaments, de Beggiatoa chargés de soufre, mais morts et en
voie de décomposition. Elle avait aussi apporté des germes anaérobies qui, faisant putréfier la matière organique en présence du soufre, avaient donné de l'hydrogène sulfuré. Mais la formation et la réoxydation de ce
gaz n'en sont pas moins deux phénomènes indépen-
dants, produits par des espèces différentes.

Différentes de nature, nous venons de le voir ; différentes d'habitat aussi, car le Beggiatoa, être comburant,
doit éviter les régions privées d'oxygène où la putréfaction s'accomplit et s'approcher de l'air. On le verra, en
effet, sous le microscope, se transporter en vertu de ses
mouvements propres, au voisinage des bords de la lamelle. De même dans les sources sulfureuses il habitera
de préférence les premiers bassins de réception de l'eau
et disparaîtra souvent quelques mètres plus loin si l'eau
est très peu sulfureuse et perd rapidement son hydrogène sulfuré. En somme, avec tout ce que nous savons
de lui jusqu'ici, le Beggiatoa semble avoir besoin d'hydrogène sulfuré pour vivre, et il est curieux de voir une
plante rechercher avec avidité une substance qui est un
poison mortel pour tant d'autres. Il est vrai que, dans
une solution un peu concentrée d'hydrogène sulfuré, le
Beggiatoa meurt, mais la levure meurt aussi dans une
solution concentrée de sucre et s'en nourrit fort bien
quand il est en solution étendue.

M. Duclaux (1) fait remarquer avec un grand sens cri-
tique que ce n'est pas sans hésiter qu'on fait cette com-
paraison qui revient.à attribuer à l'hydrogène sulfuré un
rôle physiologique. Est-il bien sûr qu'on en ait le droit ?
L'hydrogène sulfuré s'oxyde à l'air et y donne un dépôt
de soufre. Ce soufre est à l'état de granules amorphes,
solubles à peu près intégralement dans le sulfure de carbone. Tel est aussi l'état du soufre déposé dans les filaments de Beggiatoa. Ce dépôt ne serait-il pas le résul-

(1) *Annales de l'Institut Pasteur*, t. I.

tat d'une action chimique ordinaire, dans laquelle la vie de l'être n'aurait rien à voir? Il y a plus : on sait depuis longtemps que, précisément dans les eaux thermales, il peut y avoir, à la suite d'une oxydation prolongée, transformation de l'hydrogène sulfuré en acide sulfurique. Or Winogradsky montre que, lorsque des filaments de Beggiatoa sont cultivés dans des conditions où ils perdent leurs granules de soufre, c'est précisément qu'ils les transforment en acide sulfurique, qui s'élimine en combinaison avec des bases présentes, car jamais le liquide de culture ne devient acide. Mais il fait voir aussi que jamais l'oxydation de l'hydrogène sulfuré, ni la transformation des granules de soufre ne se fait aussi vite en l'absence qu'en la présence des Beggiatoa; que les filaments de cette plante morts ou tués par l'action de la chaleur ne perdent pas leur soufre là où les filaments s'en débarrassent en quelques heures et qu'il faut bien, par conséquent, voir un phénomène physiologique dans le dépôt et dans la disparition de ces granules de soufre.

Beaucoup d'autres espèces vivantes sont, d'ailleurs, comme le Beggiatoa, capables de vivre dans des solutions contenant de l'hydrogène sulfuré, de se garnir de dépôts de soufre et de transformer ce corps en acide sulfurique. Telles sont le *Monas Okenii*, le *Clathrocystis roseo-persicina*, l'*Ophidomonas sanguinea* et d'autres espèces dans lesquelles Cohn avait relevé la présence de soufre et que Winogradsky arrive à ranger auprès des Beggiatoa, au point de vue de leur action physiologique sur l'hydrogène sulfuré. D'autres espèces, au contraire, périssent très facilement dans les solutions de ce gaz et celles qui peuvent y vivre y vivent sans l'oxyder et sans en séparer du soufre. Il faut donc faire une place à part aux Beggiatoa et à leurs similaires, aux « sulfo-bactéries ».

Toutefois, cette extension de la fonction ne nous renseigne pas sur la fonction elle-même. Que vient faire ce soufre dans le protoplasma de la cellule vivante? Il y est quelquefois en quantités telles qu'il forme certainement plus des quatre cinquièmes du poids du contenu de la cellule, et pourtant quelques heures suffiront à le faire disparaître à l'état de sulfate. On ne peut voir une matière de réserve ni un produit d'assimilation, ni une excrétion au sens que nous donnons d'ordinaire à ces mots.

La vie du protoplasma semble se faire au dehors de lui et il ne prend aucune part directe aux mutations incessantes dont toute cellule vivante est le siège. Et ici nous ne saurions accepter l'opinion de Winogradsky, qui est évidemment très disposé à reléguer à l'arrière-plan ces phénomènes de la vie cellulaire et à considérer comme nulle ou au moins comme tout à fait négligeable leur traduction extérieure la plus nette, à savoir la consommation d'oxygène et la production d'acide carbonique.

Rien n'autorise à séparer aussi profondément les Beggiatoa des autres cellules vivantes. Sans doute, si on juge par les conditions de leur vie ordinaire, par la facilité avec laquelle ces algues se développent et vivent dans des eaux très pauvres en matières organiques, on peut être conduit à penser que leurs mutations intérieures sont lentes. Mais rien ne prouve qu'elles soient là dans leur milieu d'élection, qu'elles ne prospéreraient pas mieux ailleurs et n'y prendraient pas une vie plus active et un développement plus puissant. Dans ses nombreux essais, Winogradsky n'a pas réussi à leur trouver de milieu plus favorable que ne le sont les eaux sulfureuses, mais cela ne prouve pas qu'il n'existe pas, et que, par exemple, ces Beggiatoa ne puissent être amenés un jour à vivre activement dans un milieu privé d'hydrogène sulfuré. Une culture pure, dans ces conditions, eût été très féconde en renseignements sur la respiration et la physiologie des Beggiatoa, et sur le caractère nécessaire ou éventuel des relations de la plante avec l'hydrogène sulfuré. Mais il serait injuste de reprocher à Winogradsky de n'avoir pas résolu toutes les questions soulevées par son mémoire ; il faut, au contraire, lui savoir gré d'avoir poussé aussi loin la solution de celles qu'il a abordées.

8.

Il ne laisse pas, en effet, sans réponse, celle des relations de la plante avec l'hydrogène sulfuré et sa solution est même des plus curieuses et paraît être des plus justes.

Dans les conditions où il a opéré, on voit toujours la plante soumise à l'inanition consommer son soufre, puis, lorsqu'elle n'en a plus, se diviser en articles, qui finissent par mourir. D'un autre côté, ce soufre donne, en brûlant, de l'acide sulfurique et cette combustion ne peut se faire sans dégagement de chaleur. Rien n'empêche donc de voir, dans la production de l'acide sulfurique, l'équivalent calorifique de la production d'acide carbonique dans la vie des plantes qui consomment des substances hydrocarbonées.

On peut même remonter plus avant dans cette conception, et dire que l'hydrogène sulfuré pouvant fournir de la chaleur par la transformation de son hydrogène, et aussi ensuite par l'oxydation de son soufre, devient par là, en quelque sorte, une substance fermentescible, capable de fournir à une vie cellulaire la chaleur et la force dont elle a besoin. La seule différence des Beggiatoa avec les autres espèces de microbes, c'est que ceux-ci empruntent cette force à des substances azotées ou hydrocarbonées analogues ou identiques à celles qu'on trouve dans le protoplasma des cellules, tandis que les Beggiatoa peuvent emprunter cette même énergie dont ils ont besoin à une action latérale et à des corps étrangers à la constitution des tissus animaux et végétaux. Encore ne faut-il traiter qu'avec prudence l'acide sulfhydrique et le soufre de corps étrangers, car il y a du soufre dans tous les êtres vivants et c'est par une pure fiction et parce qu'on ne sait à quel corps en faire cadeau qu'on le fait entrer dans la constitution de la matière albuminoïde. Rien n'empêche d'admettre, surtout en présence des résultats de Winogradsky, qu'il peut aussi provenir de l'oxydation d'un sulfure et avoir la même origine profonde que les masses visibles de soufre dont se peuplent les Beggiatoa (Duclaux).

. Un autre expérimentateur, M. Fazio (1), a étudié au point de vue bactériologique les eaux sulfuro-carboniques de Telese et ses conclusions ne concordent pas avec celles de Winogradsky. Il ressort de ses recherches ce fait que ces eaux sont *aseptiques*, toutes les fois qu'elles sont recueillies directement à leur lieu d'origine. Le fait de l'apparition d'une bactérie à développement rapide dans l'eau de Telese confirmerait l'hypothèse qu'il a émise, à savoir que si les eaux sulfureuses sont microbiennes, cela tient très probablement à une certaine quantité de principes gazeux ou à un certain degré de tension de celui-ci, au-dessous duquel les eaux sulfureuses peuvent alors contenir des microbes. C'est ce qui explique que des eaux sulfo-carboniques, qui contiennent peu de gaz, peuvent renfermer des microbes. Mais lequel des deux gaz, contenus en quantité à peu près égale dans l'eau de Telese, pourrait mettre obstacle à la vie de ces microbes?

Est-ce l'acide carbonique, ou est-ce l'hydrogène sulfuré? Ici la question devient délicate.

Nous venons de voir que beaucoup d'espèces vivant comme le Beggiatoa (telles que la *Monas Okenii*, le *Clathrocystis roseo-persicina*, l'*Ophidomonas sanguinea*, etc.) peuvent vivre dans des solutions d'hydrogène sulfuré, s'approprier le soufre et le transformer en acide sulfurique. D'autres, au contraire, périssent dans des solutions de ce même gaz. D'autres enfin peuvent y vivre sans l'oxyder et sans en séparer le soufre.

Il a constaté à Telese le fait suivant. Lorsqu'on remplit les siphons directement dans l'eau courante et si ensuite on en fait sortir l'eau, celle-ci se montre riche en acide carbonique et c'est à peine si l'hydrogène sulfuré décèle sa présence. Il a noté en outre que l'eau sortant de la source est très limpide et que l'odeur d'hydrogène sulfuré est très faible; si l'on approche une bougie jusqu'à 50 centimètres ou 1 mètre, elle s'éteint par suite de la

(1) *Archives générales d'Hydrologie*, 1800.

présence abondante d'acide carbonique. Au contraire, les eaux transportées loin de la source dégagent une odeur très désagréable d'acide sulfhydrique mélangé à d'autres gaz (par exemple CH^2), se troublent et forment un dépôt sulfureux sur les pierres, enfin le soufre se sublime sur les parois des vases qui renferment l'eau. A la surface de l'eau exposée à l'air, il se fait une sorte de vernis composé d'une infinité de microorganismes. Dans ce cas, ne serait-ce pas l'acide carbonique qui soit par sa quantité, soit par sa tension mettrait obstacle au développement des bactéries? L'apparition des bactéries et la formation de l'hydrogène sulfuré dans l'eau stagnante ou courante ne seraient-elles pas dues au dégagement de l'acide carbonique qui s'effectue dès que l'eau sort du griffon et qui mettait obstacle au développement des microbes, en particulier des sulfo-bactéries?

Nous n'insisterons pas sur ces expériences qui sont loin d'avoir la précision et la rigueur scientifiques de celles de Winogradsky. Mais, comme toutes ces questions sont encore entourées de beaucoup d'inconnues, il est possible que des recherches ultérieures viennent confirmer l'action d'arrêt que M. Fazio attribue à l'acide carbonique, dans les eaux sulfureuses.

EAUX FERRUGINEUSES.

On connaît, depuis Ehrenberg, des bactéries filamenteuses enfermées dans une espèce de gaine gélatineuse colorée par des dépôts ocreux d'oxyde de fer hydraté. Quelle est la signification de ces dépôts? Dans quelles conditions se forment-ils? Quelle relation ont-ils avec la physiologie de la cellule? Ce sont là autant de questions restées jusqu'ici sans solution.

Cohn, qui a étudié, à ce point de vue, une bactérie très répandue, le *Crenothrix polyspora*, assimile les dépôts d'oxyde de fer dans la gaine gélatineuse du filament aux dépôts de silice dans les diatomées ou de carbonate

de chaux dans la membrane cellulaire des Mélobésiacées ;
c'est poser autrement la question, ce n'est pas la résoudre.
Zopf admet, de son côté, que ce dépôt d'ocre est formé
par une action purement mécanique analogue à celles
qui commandent aux phénomènes de teinture. Mais
d'abord la teinture ne dépend nullement d'actions mé-
caniques. De plus, comme Winogradsky le fait remarquer
avec raison, le fer est en solution dans l'eau à l'état de
protoxyde, et non à l'état de sesquioxyde, et le dépôt
d'ocre est par suite nécessairement beaucoup plus com-
pliqué qu'un dépôt de matière colorante.

Winogradsky revient sur ce problème à l'aide des
méthodes que nous lui avons vu employer pour les
bactéries des eaux sulfureuses, c'est-à-dire au moyen
de cultures faites sur la platine du microscope.

L'espèce qu'il a étudiée est surtout le *Leptothrix ochra-*
cea, Kutz., qui est très caractéristique et qui, contrairement aux assertions de Zopf, n'a aucune relation générique
avec le *Cladothrix dichotoma*. Il la cultive facilement
dans des éprouvettes, au fond desquelles il met une poi-
gnée de foin macéré et cuit dans beaucoup d'eau et qu'il
remplit ensuite d'eau de source contenant en suspension
de l'oxyde de fer récemment précipité. Aussitôt qu'un
dégagement gazeux commence à se produire, on voit se
former à la surface de l'eau et sur les parois du vase des
flocons colorés qui, en huit ou dix jours, recouvrent tout
et qui sont formés surtout de *leptothrix ochracea* mélangé
d'autres espèces analogues. Toutes ces espèces se retrouvent dans les eaux ferrugineuses naturelles, où le
fer est à l'état de sel de protoxyde, et dans les eaux
marécageuses où le fer, comme dans la culture artificielle
ci-dessus, est à l'état d'ocre, mais où il est au préalable
réduit à l'aide d'une fermentation anaérobie et à déga-
gements gazeux, par exemple par une fermentation de
la cellulose. C'est après cette réduction qu'il subit une
fermentation nouvelle en se déposant autour du filament.

Ce qui prouve qu'il en est bien ainsi et que l'ocre

qu'on retrouve autour de la bactérie ne provient pas d'un simple dépôt de l'ocre, mis en suspension dans le liquide, c'est que si on fait vivre, sous le microscope, des filaments incolores de leptothrix en présence d'une eau renfermant de fines granulations d'oxyde de fer, ils restent incolores, tandis qu'ils se colorent très vite en dix ou quinze heures, si on les baigne avec une eau naturelle ou artificielle, renfermant du carbonate de protoxyde de fer.

Pour pousser plus loin cette étude, nous avons besoin de quelques notions sur la morphologie de ces êtres. Ce sont des bâtonnets très fins entourés d'une gaine gélatineuse plus ou moins épaisse. La chaîne d'articles ou de bâtonnets, qui constitue le filament, est fixée par une extrémité sur la paroi du vase et s'accroît par l'autre qui est libre. Elle a donc une base et un sommet. A la base, la gaine est très épaisse et atteint jusqu'à quatre fois le diamètre du filament; elle s'effile à mesure qu'on se rapproche du sommet, si bien que les deux à dix derniers articles n'en ont pas. La croissance de la gaine ne marche pas du même pas que celle du bacille. Au contraire, à mesure que la gaine s'épaissit et s'infiltre le bacille s'en débarrasse. Ou bien il la quitte complètement, ou bien il lui reste adhérent, après en être sorti et, se mettant à pousser de nouveau, simule de fausses bifurcations, qui ont fait donner au *Cladothrix dichotoma* le nom qu'il porte.

Le bâtonnet reste toujours incolore; c'est la gaine seule qui se remplit d'ocre et, à voir ainsi cette substance se déposer dans la partie la moins vivante du végétal, et en dehors de sa paroi cellulaire, on pourrait croire qu'il ne s'agit en effet que d'une action mécanique ou chimique. On sait, en effet, que les dissolutions des sels de protoxyde de fer se couvrent d'une couche ocreuse à leur surface et sur les parois des vases où on les conserve : dans les cultures sous le microscope, il se forme de même une couche ocreuse sur le pourtour de la lamelle au point où le liquide est au contact de l'oxygène de l'air. Mais, fait observer finement Winogradsky, cette couche ne s'étend pas à plus d'un demi-millimètre du bord dans l'intérieur du liquide, et, au delà de cette marge, on ne voit se former le dépôt ocreux que dans la gaine qui enveloppe les filaments. Il y a plus, si on lave avec de l'eau chargée d'acide carbonique, des gaines peu colorées, elles peuvent redevenir incolores, à la fois dans les régions où elles ont retenu le bâtonnet intérieur et dans les régions d'où il s'est échappé. Si alors on alimente de nouveau, avec de l'eau chargée de carbonate de fer, on voit la gaine se colorer en brun, mais seulement dans les points où elle contient des cellules vivantes. Le dépôt d'ocre doit donc être considéré comme un acte vital.

Ajoutons enfin, comme preuve dernière, que les filaments de leptothrix ne poussent pas si on ne leur donne pas d'eau renfermant un peu de protoxyde de fer. Une eau nutritive, qui a séjourné quelques jours à l'air et s'y est oxydée, devient inerte ; on a beau la renouveler, les filaments restent stationnaires et ne croissent de nouveau que si on ajoute du carbonate de fer.

Les sels de fer font donc partie du mélange alimentaire du *leptothrix ochracea*, comme le soufre de celui des bactéries sulfureuses. Winogradsky cherche à pousser sa démonstration plus loin et à prouver que le sesquioxyde de fer de la gaine est le résultat de l'oxydation, dans le protoplasma de la cellule, du sel de protoxyde de fer consommé. Il en résulterait la formation d'un sel de sesquioxyde qui, retenu par la matière gélatineuse de la gaine, en vertu de son caractère colloïdal, s'y décomposerait par un mécanisme quelconque. M. Duclaux (1) fait observer avec raison que tout ceci semble fort problématique. Le mot oxydation a, quand il s'agit d'un protoplasma vivant, un sens fort mal défini. On peut dire que, dans tout protoplasma, il y a, mélangés et superposés, un phénomène de réduction qui crée de nouveaux

(1) *Annales de l'Institut Pasteur.*

éléments protoplasmiques, un phénomène d'oxydation qui détruit à la fois ceux dont le rôle est terminé et la matière alimentaire constamment consommée. Dans ce phénomène d'oxydation lui-même, il faut faire des distinctions entre la partie de l'action due à l'intervention de l'oxygène de l'air, c'est-à-dire à des combustions extérieures, et à la partie due à des combustions intérieures. L'acide carbonique d'une fermentation alcoolique est un produit d'oxydation qui ne résulte pas d'une action oxydante, mais plutôt d'une action réductrice. De même un sel organique de protoxyde de fer peut donner du sesquioxyde par une action réductrice.

Notons que le microbe de Winogradsky possède cette action réductrice, puisqu'on réussit à nettoyer de leurs dépôts d'ocre les gaines colorées, à la condition d'employer de l'eau chargée d'acide carbonique. Il faut bien, auparavant, réduire le sesquioxyde, et il n'y a que le microbe qui puisse s'en charger.

M. Fazio a fait également des recherches concernant les bactéries des eaux ferrugineuses; mais de même que celles qu'il avait faites sur les eaux sulfureuses, elles ne concordent pas avec celles de Winogradsky. Celui-ci dit, en effet, avoir trouvé des bactéries ferrugineuses du genre *leptothrix*; quant à lui, il a réussi à isoler et à cultiver un bacille qui par ses caractères en diffère tant au point de vue botanique que par l'espèce à laquelle il appartient et par son importance biologique.

Il a, dit-il, pu isoler et cultiver un bacille chromogène, qui par son aspect et par le milieu dans lequel il se trouve pourrait être appelé *Bacillus ochraceus*, ou ferment de l'acide carbonique dans le rôle qu'il joue, lequel étant constant et prédominant constituerait la caractéristique de cette eau. On y trouve encore le *Bacillus fluidifians* ou *liquefaciens* commun à beaucoup d'autres eaux minérales et potables : le *Micrococcus candicans* ou *candidus* ; le *Bacterium chlorinum* d'Enghelmann ou *Bacterium viride* et *Bacillus virens* de van Tieghem.

Pour M. Fazio, le *Bacillus ochraceus* rentre dans la catégorie des bacilles *chromogènes*, en raison de la couleur rouge marron qu'il conserve dans les différents ensemencements qu'il a faits. Cette bactérie jouirait donc de propriétés chromogènes propres, indépendantes de la substance que peut lui fournir le milieu où elle se trouve. Mais, en admettant que tout d'abord sa coloration soit due au sel ferreux dissous dans l'eau, après sa longue série de cultures dans les divers milieux, le principe minéral devrait avoir disparu et le pouvoir chromogène devrait cesser.

Cependant, la couleur rouge marron a toujours persisté. Winogradsky admet que la coloration de la gaine dépend du principe ferrugineux élaboré par le filament qui se décolorerait au contact de l'acide carbonique. Au contraire, le bacille isolé par M. Fazio non seulement vit dans un milieu riche en acide carbonique, mais il est lui-même un ferment de l'acide carbonique.

EAUX MINÉRALES DE NATURE DIVERSE.

Les seules études bactériologiques vraiment sérieuses sont celles entreprises sur les eaux sulfureuses et sur les eaux ferrugineuses, dont nous venons d'exposer les points principaux. Il nous reste maintenant à passer en revue une série de travaux que nous nous bornerons à énumérer rapidement, car leurs auteurs n'ont guère fait que compter les microbes qu'ils ont observés.

EAU DE VICHY (1).

Source de la Grande-Grille au griffon de la source et en bouteilles. — Le Dr Poncet (2) a examiné l'eau de Vichy (Grande-Grille) au point de vue bactériologique. Il a constaté que, prise au bouillon de la source et examinée

(1) *Bulletins de la Société de biologie*, 1890, p. 229, et 1889, p. 9.
(2) Voir la note page 157.

directement, on n'obtient que des résultats insignifiants.
Cependant, si l'on prend l'eau de la vasque, qui est stagnante et qui lèche des concrétions stalactiformes, jaune
ocre, on trouve, par les méthodes ordinaires : au mois
de mars, des micrococques en assez grande abondance et
quelques filaments ; au mois de novembre, des quantités
beaucoup plus grandes de filaments, attachés comme le
corail sur les concrétions carbonatées ferrugineuses ; des
microbes : cocci de grosseurs variées, de petits bacilles
et des spores de penicillium avec de grosses branches de
ces champignons.

Cela prouve que cette eau est contaminée par des influences extérieures.

On trouve de 4 à 9 germes par centimètre cube d'eau
prise au bouillon de la source.

Leur culture a permis de reconnaître :

A. 1° Un coccus de grosseur moyenne, très abondant
dans toutes les eaux à Vichy ;

2° Une sarcine assez petite ;

3° Trois cocci de dimensions différentes.

B. Les bacilles comprennent des formes qui semblent
toutes dériver les unes des autres et liquéfiant la gélatine.

Injectés sous la peau d'un lapin, ils ne donnent lieu à
aucun phénomène morbide.

Les expériences faites sur l'eau de la Grande-Grille
en bouteilles ont donné une moyenne de 1,467 germes
par centimètre cube.

Source de l'Hôpital. — Vers la fin de l'année, quand
le nombre des buveurs est minime, on ne trouve qu'un
petit micrococque se développant en une lentille concen-
trique blanc jaune sur l'agar-agar. On n'en trouve guère
que 20 dans une goutte d'eau.

Pour l'auteur, rien ne justifie le rôle que l'on voudrait
faire jouer à ce microbe dans la digestion.

Avant M. Poncet, plusieurs auteurs tels que MM. Chantemesse, Frémont, avaient fait quelques recherches mi-
crobiologiques sur les mêmes eaux, mais nous croyons

savoir que ces différents auteurs ne les ont pas poursuivies assez loin pour qu'ils aient pu en tirer des conclusions. Toutefois M. Frémont a pu isoler dans les sources de l'Hôpital et de la Grande-Grille de Vichy un microbe ayant des propriétés peptonisantes manifestes. C'est donc le seul résultat important qu'il y ait à retenir.

M. Fazio prétend avoir trouvé dans les eaux alcalines d'*Acetosella* et de *Muraglione* un bacille ferment caractéristique, pouvant produire de l'acide carbonique.

EAU DE LA BOURBOULE.

Le Dr Danjoy (1) a étudié les algues de l'eau de la Bourboule. Il a reconnu qu'elles étaient bien spéciales à cette eau, car elles ne pouvaient se développer dans une autre eau, telle que l'eau de Seine par exemple. Elles apparaissent à l'extérieur sous forme d'une couche feutrée dans tous les cas où se présentent les conditions nécessaires à leur développement, c'est-à-dire la présence dans l'eau de matière organique et inorganisée, une température modérément élevée et enfin l'action de l'air et de la lumière solaire.

Les espèces observées ont été les suivantes :

1° *Spirulina oscillarioïdes* (Turpin). — Sa végétation est très rapide et recouvre en fort peu de temps d'un enduit vert foncé assez épais les degrés taillés dans le tuf, arrosés par l'eau de la source Perrière ;

2° *Nodularia Harveyna* (Thuret. — Anabœna Harvenaya et Spermosina Harveyana *olim*), qu'on rencontre sur la paroi verticale du rocher, qui se reproduit vers le mois de juillet.

Au milieu des agglomérations de *Nodularia*, on trouve en filaments épars les espèces suivantes :

Oscillaria limosa (Orgardh).
— *tenuis* (Orgardh).
— *antliaria* (Jurgens).

(1) *Annales de la Société d'Hydrologie*, 1885, p. 102.

3° L'*Hypheotrix æruginea* (Rabenhorst) (Leptothrix æruginea, Kutzing). On la trouve sous forme de fortes agglomérations membraneuses d'un vert foncé passant au brun sombre. Elle se présente souvent sous forme de filaments allongés et délicats, flexueux et recourbés, très enchevêtrés et de couleur pâle, ayant des articles peu apparents, à peu près aussi longs que larges.

Parmi ces masses de ces *Hypheotrix*, on remarque quelques filaments isolés de *Stigeoclonium thermale* (A. Braun), et de *Spirogyra Hassalii* (Jenner, P. Petit).

On y trouve également les Diatomées suivantes :
Gomphonema angustatum (Grunow, vàr. *productum*).
Navicula viridis (Ehr.), var. *commutata* (Grunow).
   —   *subcapitata* (Gregory), var. *Stauroneiformis*.
   —   *seminulum* (Grun).
   —   *atomus* (Nagl. Kützing).
   —   *borealis* (Ehr.).
   —   *crassinervia* (Brébisson).
Tryblionella acuminata (W. Smith).
Nitzschia amphyoxys (W. Smith).
   —   *frustulum* (Grunow).
   —   *kutzingiana*, var. *Exilis* (Grunow).
Surirella angusta (Kützing).
   —   *contorta*.
Synedra ulna (Ehr.).
Gallionella roseana (Rabenhorst).

Composition chimique. — Ces algues desséchées et examinées au point de vue chimique ont donné la composition suivante :

	Pour 100.
Arsenic	0.89
Sesquioxyde de fer	6.18
Alumine	0.18
Magnésie	0.552
Chaux	10.80
Antimoine	traces sensibles.

Le fait intéressant de cette analyse est la quantité d'arsenic trouvé. Dosé à l'état métallique, ce principe s'élève au chiffre de 0,89 pour 100 grammes de matière sèche, ce qui représente 1gr,37 d'acide arsénique. Ce chiffre est plus élevé que ne pourrait le faire supposer le calcul d'après l'eau minérale interposée. On peut à cet égard émettre deux hypothèses : ce chiffre élevé peut dépendre soit des sels minéraux contenus dans le terrain, soit de la faculté qu'auraient les oscillaires de condenser l'arsenic.

EAU DU MONT-DORE.

M. Percepied (1) a étudié les microbes des eaux du Mont-Dore, et il a constaté :

1° Que ces eaux contiennent des microbes dont quelques-uns se retrouvent d'une façon banale dans des eaux non minéralisées ;

2° Que ces microbes paraissent être les mêmes dans toutes les sources ;

3° Que leur nombre paraît aller en diminuant, à mesure qu'on s'approche du point d'émergence de l'eau, en même temps que leur variété diminue ;

4° Que ces microbes ne sont pas pathogènes.

EAU DE VITTEL.

J'ai essayé de faire des cultures avec de l'eau prise à la *Grande Source*. Celles-ci ont toujours été stériles. Il est vrai que cette eau avait été puisée au mois de mars, c'est-à-dire à une époque où les sources ne sont pas visitées par les étrangers, et où par conséquent il n'y a pas de contamination extérieure.

EAU DE POUGUES.

Le Dr Bovet a entrepris des recherches qui ne sont encore qu'à leur début, mais qui lui ont toutefois permis

(1) *Académie de médecine*, 22 mai 1889.

de constater dans les eaux de Pougues la présence d'un bacille dont la forme, les caractères et les réactions dans les divers milieux se rapprochent beaucoup du bacille trouvé dans le suc gastrique provenant d'une digestion normale. D'après lui, la présence de ce bacille ne serait pas étrangère à l'action de ces eaux dans les maladies de l'estomac.

EAU DE SCHLANGENBACH (1).

Nombre de colonies de bactéries dont le développement a été produit par 1 c. c. d'eau.

	Température de l'eau = 25 à 27°. Température de l'air :	Colonies provenant de 1 c. c.
Sources et réservoirs de la source inférieure de l'Ober-Curhaus..	?	2
Buvette de l'Ober-Curhaus et Schangenquelle	28°,4	51
Source moyenne de l'Ober-Cur-haus......................	29°,0	5
Schlachtquelle	31°,0	1200
Marienquelle....................	30°,4	très nombreuses.
Bains Romains.................	30°,0	0

En dehors des bactéries des eaux communes, on n'a observé comme forme particulière que des micrococcus présentant des cellules sphériques de 0,5 μ.

EAU DE SCHWALBACH.

Nombre des colonies qui se sont développées dans 1 c. c. d'eau.

	Température de l'eau = 17°. Température de l'air :	Colonies dans 1 c. c.	
		48 heures de culture.	96 heures de culture.
Weinbrunnen	10°,0	52	22
Paulinenbrunnen	9°,0	16	118
Stahlbrunnen	9°,6	17	16

(1) De Malpert-Neuville, *Examen bactériologique des eaux*, Paris, 1887.

Comme formes particulières on a observé des micro-coccus et des bacilles, dont l'un présente un mode de développement assez spécial. Ses colonies forment des figures blanches, rayonnantes, en forme d'étoile, qui ressemblent à une toile d'araignée.

EAU DE SODEN.

Nombre de bactéries trouvées dans 1 c. c. d'eau.

		Température de l'eau.	Colonies développées	
			Après 48 h. de culture.	Après 96 h. de culture.
Sources alcalines.	Milchbrunnen....	23°,5	11	12
	Warmbrunnen ...	23°,4	7	20
Sources salines.	Soolbrunnen.....	21°,2	0	
	Wilhelmsbrunnen.	17°,0	9	
	Schwefelbrunnen.	16°,5	45	
	Wiesenbrunnen ..	16°,0	8	12
	Champagnerbrun-nen...........	15°,8	?	10

Ces microbes sont représentés par des micrococcus et des bactéries de formes diverses.

EAU DE WEILBACH.

	Température de l'eau.	Colonies par c. c. après 96 heures de culture.
Source sulfurée..............	14°,1	16
— sodique lithinée........	12°,5	25

EAUX DE CARLSBAD.

(*Sprudel*), de FRANZENSBAD (*Franzensquelle*), de MA-RIENBAD (*Kenzbrunn*), de TŒPLITZ (*Stadtbad*).

M. Dumont (1), qui a fait quelques cultures bactério-

(1) *Thèse de Paris*, 1888, n° 30.

logiques avec les eaux provenant des sources ci-dessus, a constaté qu'il n'était jamais apparu de colonies avant trois jours complets d'incubation. Une fois apparues, ces colonies se sont développées très lentement. De plus, le nombre des colonies a toujours été assez faible, ne dépassant jamais 100, oscillant en moyenne autour de 25 par centimètre cube de gélatine et par goutte d'eau. Enfin, et contrairement à ce que l'on observe pour l'eau ordinaire, le nombre des colonies a peu varié, quel que fût le temps écoulé entre le moment où l'eau a été puisée et celui où elle a été ensemencée.

La source la plus chaude de Carlsbad est le *Sprudel*, qui a une température de 73°,8 ; l'une des plus froides est *Elisabethquelle*, qui a 42°. La première a présenté un maximum de 52 colonies, 16,35 en moyenne. La seconde un maximum de 60 colonies, 42 en moyenne. Il semble au premier abord que la température élevée du Sprudel ait mis obstacle au développement des colonies, puisque l'eau de cette source en a présenté beaucoup moins. Mais si l'on réfléchit aux variations considérables qui peuvent exister dans la répartition des germes au sein de l'eau, et à la difficulté extrême qu'on éprouve à ensemencer une quantité d'eau exactement égale dans tous les essais, on comprend que l'on ne puisse attacher une grande importance à la différence numérique que l'on vient de signaler.

La présence de l'acide carbonique, pas plus que la composition chimique de ces différentes sources, n'a paru avoir aucune influence.

En somme, ces recherches sont très rudimentaires et les résultats absolument nuls.

Des bactéries contenues dans les eaux minérales embouteillées.

D'autres auteurs ont étudié la question des bactéries à un autre point de vue. Ils se sont préoccupés de savoir quel était l'état microbien de l'eau minérale qu'on livrait au public.

Ainsi Minges (1) a examiné 19 sources d'eaux américaines embouteillées. Le tableau ci-dessous donne le résultat de cet examen :

NOMS DES SOURCES.	NOMBRE DE BOUTEILLES contaminées dans une douzaine.	NOMBRE de CENTIM. CUBES de CO2 par litre d'eau.	QUANTITÉ MOYENNE de microbes par centim. cube.
Arcadian...............	1	Artificiel.	52
Bethesda...............	1	Id.	85
Congress............	1	98.072	
Salutaris...............	2	Artificiel.	80
Geyser.................	2	113.50	85
Silurian...............	2	Artificiel.	100
Buffalo Lithia... ,.......	2		100
Rockbridge Alum.........	2		863
Hathorn...............	2	93.937	68.200
Empire...............	3	80.167	1.407
White Rock.............	4	Artificiel.	2.218
Excelsior..............	4	62	8.417
Manitou...............	5		886
Colfax	10		17.103
Honk	10	Artificiel.	25.000
Blue Lick	12		1.022
Columbian	12	68.02	2.973
Bethesda...............	12	Non gazeux.	3.505
Castalian..............	12		40.189
Crab Orchard..........	12		150.000

L'auteur a tiré de ses expériences les conclusions suivantes :

1° Dans les bouteilles d'eaux minérales, les bactéries ne proviennent certainement pas de la source dans la majorité des cas, mais sont le fait de la contamination des bouteilles et des bouchons par suite de l'insuffisance des procédés de nettoyage employés;

2° L'acide carbonique a une action d'arrêt très marquée sur le développement des germes, soit que ce gaz existe naturellement dans l'eau, soit qu'on l'y ait intro-

(1) *Journal of the American Medical Association*, 1889.

duit artificiellement. Quand la proportion de CO_2 est de 1027 centimètres cubes ou plus par litre, cette action est très marquée ; elle l'est moins quand la proportion n'est que de 900 centimètres cubes. Cependant, dans une douzaine de bouteilles, même parmi les plus chargées de CO_2, il y en a au moins une qui contient plus de 250 microbes par centimètre cube, et on peut même trouver jusqu'à dix bouteilles sur douze ainsi contaminées ;

3° L'hydrogène sulfuré, dans la proportion où il est contenu dans les eaux minérales, a une influence d'arrêt sur le développement des germes, mais non aussi prononcée qu'on pourrait le croire *à priori* ;

4° Les eaux très salines, non acidulées, sont tellement contaminées qu'il est impossible de les administrer ainsi avant d'avoir détruit les germes par la chaleur.

Reinl (1) a examiné quatre sources et y a trouvé le nombre de microbes suivant :

Krondorfer..........................	2526
Franzensbad..........................	152
Apollinaris..........................	214

Il conclut que le nombre des bactéries est faible quand les eaux sont prises à la source, mais qu'ils existent en grand nombre dans les bouteilles avant leur remplissage. Il est possible, d'après lui, qu'un nombre excessif de microbes contenu dans une bouteille d'eau minérale diminue l'action de cette eau.

Ces recherches présentent évidemment un côté faible : c'est que leurs auteurs se sont bornés à compter le nombre de microbes contenu dans un centimètre cube d'eau. Nous savons en effet que ces énumérations n'ont pas d'importance. Cependant, si elles ne permettent pas de tirer une conclusion scientifique proprement dite, il semble difficile d'admettre qu'on livre au public des eaux médicinales contenant un nombre de microbes

(1) *Wiener medicinische Wochenschrift*, 1888, nᵒˢ 22 et 23.

pouvant aller à des chiffres aussi élevés que ceux rapportés plus haut. Quand bien même ces microbes ne seraient que de vulgaires saprophytes, il n'en est pas moins vrai qu'ils peuvent contribuer à modifier la composition de l'eau, d'autant mieux que la plupart des eaux minérales contiennent des matières organiques. Or nous savons que les bactéries leur font subir des modifications qui donnent lieu à la production de gaz. Il est même fort possible que tous ces organismes, se trouvant dans un milieu restreint, finissent par mourir et que leurs cadavres, subissant le sort commun, deviennent la proie des microbes anaérobies de la putréfaction. On pourrait peut-être ainsi expliquer la production d'hydrogène sulfuré qu'on observe au bout d'un certain temps dans certaines eaux minérales.

En tous cas, nous croyons utile d'appeler l'attention des pouvoirs publics sur ce fait. Il y aurait peut-être lieu de prendre des mesures pour le prévenir.

CONCLUSIONS.

1° Les eaux sulfureuses renferment des organismes appelés *sulfo-bactéries* qui jouent un rôle purement oxydant.

a. Ils oxydent l'hydrogène sulfuré du milieu ambiant, ce qui donne lieu à la formation d'un dépôt de soufre dans leur tissu intra-cellulaire.

b. Ils oxydent le soufre intra-cellulaire qui passe à l'état d'acide sulfurique et se combine aux bases présentes;

2° Dans les eaux ferrugineuses naturelles, où le fer est à l'état de sel de protoxyde et dans les eaux marécageuses où il est à l'état d'ocre, il existe des bactéries, parmi lesquelles on observe surtout le *Leptothrix ochracea*, mélangé à d'autres espèces analogues.

Ces bactéries sont entourées d'une gaine gélatineus renfermant des granulations de sesquioxyde de fer;

3° Dans toutes les autres eaux minérales, qui ont été l'objet de recherches bactériologiques, on n'a trouvé que des microbes vulgaires.

Il est possible qu'on n'en aurait peut-être pas trouvé si ces recherches avaient été faites en dehors de la saison thermale, c'est-à-dire quand les sources ne sont pas exposées à être contaminées par l'affluence des étrangers;

4° Les procédés primitifs employés par les administrations d'eaux minérales pour l'embouteillage des eaux donnent lieu au développement d'un grand nombre de microbes. Il y aurait donc lieu d'appeler l'attention des pouvoirs publics sur cette contamination.

RÉSUMÉ.

Une eau pour être potable doit remplir les conditions suivantes :

1° *Fraîcheur.* — La température doit être comprise entre 11° et 12°;

2° *Limpidité.* — Elle doit être incolore;

3° *Odeur.* — Elle ne doit pas avoir d'odeur;

4° *Saveur.* — La saveur doit être agréable;

5° *Aération.* — Elle doit renfermer de 20 à 55 centimètres cubes de gaz par litre, dont moitié d'acide carbonique et moitié formée d'un mélange d'oxygène et d'azote dans la proportion de 15.5 du premier pour 34.5 du second;

6° Elle doit contenir des matières fixes dans les proportions suivantes :

a. De 100 à 500 milligrammes de matières fixes dont la moitié sera formée de carbonate de chaux, le reste étant représenté par les sels que l'on retrouve dans les tissus animaux.

Carbonate et bicarbonate de chaux.....	50 à 300 mgr.
Chlorures alcalins....................	5 à 15
Chlore...............................	5 à 40
Acide sulfurique.....................	5 à 30

Sulfates alcalins et terreux............	3 à 28 mgr.
Silice ou silicates.................	4 à 15
Fluor, iode, brome.................	traces.
Sels de magnésie.................	8 à 10
Sels de fer...................	1
Sels d'alumine.................	10
Sels de potasse et de soude	1 à 50
Ammoniaque...................	0mgr,001
Matières organiques...............	1 à 5
Degré hydrotimétrique.............	15 à 30

7o Nombre de bactéries par centimètre cube, 100 à 1000.

Nombre des espèces de bactéries par centimètre cube, 1 à 10;

8° Les eaux dites eaux de Seltz artificielles sont mauvaises, parce qu'en arrivant dans l'estomac l'acide carbonique se dégage, distend l'organe et le fatigue inutilement. En outre elles sont dangereuses parce qu'elles renferment de l'hydrocarbonate de plomb provenant de l'étamage des têtes de siphons;

9° L'eau provenant de la fusion de la glace, soit sous forme de carafes dites frappées, soit sous forme de blocs de glace qu'on met en contact avec les boissons qu'on veut rafraîchir, est loin d'être pure. On ne peut en faire usage sans aucun risque que si la glace a été faite artificiellement avec de l'eau distillée (1).

---

(1) Au moment de mettre sous presse, nous venons de prendre connaissance d'un travail de MM. Roman et Colin sur les Bactéries des Eaux de Vichy. Ces auteurs ont fait les constatations suivantes :

Source de la Grande-Grille : 8 colonies par centimètre cube dans le centre du bouillon; 11 colonies dans le verre; 35 dans le robinet d'embouteillage; 375 dans le trop-plein; 100 à 500,000 dans une bouteille, après quarante-huit heures d'embouteillage.

Dans les eaux froides de Cusset, de Saint-Yorre et Hauterive la progression des germes n'atteint jamais ces chiffres considérables.

Pour eux, les eaux minérales ne contiennent originairement point de microbes et ceux-ci proviennent de l'air ou d'infiltrations accidentelles.

Ces conclusions sont peut-être un peu absolues et peut-être un peu prématurées. Il serait nécessaire en effet de s'assurer s'il n'existe pas dans la profondeur des microbes pouvant exercer une influence sur la composition propre de l'eau ou sur ses vertus thérapeutiques.

DU CHOIX D'UNE EAU DE TABLE.

Nous entendons par eau de table toute eau qui peut être bue impunément en quantité indéterminée pendant les repas ou en dehors d'eux. Ces eaux doivent naturellement remplir les conditions de potabilité que nous avons énumérées plus haut.

Parmi le grand nombre d'eaux de table dont nous donnons la liste plus loin, la plupart sont inconnues ou n'ont qu'une notoriété locale. Nous estimons cependant qu'il est très utile de savoir qu'elles existent, afin de permettre aux personnes qui vont séjourner dans une région quelconque de la France, de profiter des ressources hydrologiques que cette région peut présenter. Or toutes les eaux dont nous parlons plus loin sont débitées surtout dans les localités voisines de leur lieu de provenance ; on peut à cet endroit se les procurer à meilleur marché que d'autres eaux de même nature, mais d'une provenance plus éloignée. On a donc tout intérêt à connaître les eaux que l'on a facilement à sa disposition dans une région donnée.

Nous avons dit que ces eaux pouvaient être employées indifféremment par tout le monde. Cette proposition est exacte et s'applique surtout aux pays qui ne possèdent que des eaux d'une seule espèce, par exemple, seulement des eaux ferrugineuses ou seulement des eaux bicarbonatées sodiques, etc... Mais si l'on se trouve dans une région où il existe des eaux de table de nature diverse, on peut se trouver un peu embarrassé et ne pas trop savoir laquelle on devra choisir. Pour éviter de se trouver dans cette perplexité, nous avons dressé une liste des eaux qui conviennent le mieux à chacun selon le tempérament qu'il possède. Il sera dès lors facile de faire un choix judicieux.

Pour dresser la liste que nous donnons ci-après, nous avons dû nécessairement éliminer un certain nombre de sources, parce que leur minéralisation était trop élevée pour constituer des eaux de table que tout le monde pût prendre sans inconvénient. Nous avons donc dû établir un chiffre de minéralisation maximum au delà duquel une eau cesse d'être *eau de table* pour devenir *eau médicinale*. Ainsi nous avons adopté les chiffres suivants comme maxima.

1° Pour les eaux *bicarbonatées calciques* et pour les eaux *ferrugineuses*, jusqu'à 3 grammes de sels fixes exclusivement, en ayant soin de ne choisir parmi les sources qui ont plus de 1 gramme de sels fixes, que celles qui sont très riches en acide carbonique ;

2° Pour les eaux *sulfatées calciques*, nous n'avons admis comme eaux de table que les sources dont le chiffre de minéralisation en sulfate de chaux et en sulfate de magnésie n'atteint pas un gramme, parce que ces eaux contiennent généralement peu d'acide carbonique ;

3° Pour les *bicarbonatées sodiques*, nous estimons qu'on ne doit admettre comme eaux de table que celles dont la teneur en bicarbonate de soude est inférieure à un gramme.

Nous répéterons que cette délimitation très nette des eaux dites *de table* n'a d'autre but que de bien spécifier celles qui peuvent être bues en quantité quelconque par tout le monde.

Cela ne veut pas dire, bien entendu, que les autres eaux ne puissent être bues à table. Seulement on ne devra en faire usage que d'après l'avis du médecin. Par exemple, si celui-ci veut faire prendre à un malade 2 ou 3 grammes de bicarbonate de soude, il devra choisir une source très minéralisée et indiquer à son client d'en prendre un ou plusieurs verres à table, s'il le juge convenable. S'il veut au contraire lui faire faire une légère cure alcaline, il lui prescrira une eau contenant de 1 à 3 grammes de bicarbonate de soude, laquelle sera prise comme une eau de table, s'il le juge ainsi. Mais, dans aucun cas, on ne devra laisser un individu prendre d'une façon suivie une eau dont la minéralisation excède celle que nous avons indiquée.

Liste des eaux de table classées par régions.

RÉGIONS DU NORD ET DE L'OUEST.	RÉGION DE L'EST ou des Vosges.	RÉGION DU CENTRE ou de l'Auvergne.	RÉGION DU SUD-EST ou des Alpes et du Dauphiné.	RÉGION DU SUD-OUEST ou des Pyrénées.
Amiens (*Somme*).	Bussang (*Vosges*).	Augnat (*Puy-de-Dôme*).	Aizac (*Ardèche*).	Alet (*Aude*).
Bagnoles (*Orne*).	Etuz (*Haute-Saône*).	Bas (*Hte-Loire*).	Albertville (*Savoie*).	Aurensan (*Gers*).
Brignancourt (*Seine-et-Oise*).	Lac-Villers (*Doubs*).	Bourbon-l'Archambault (*Allier*).	Asperjoc (*Ardèche*).	Avène (*Hérault*).
Bracourt (*Calvados*).	Luxeuil (*Haute-Saône*).	Bully (*Rhône*).	Amphion (*Haute-Savoie*).	Bagnères-de-Bigorre (*Hautes-Pyrénées*).
Château-Gontier (*Mayenne*).	Outrancourt (*Vosges*).	Charbonnières (*Rhône*).	Aspres-sur-Buëches (*Hautes-Alpes*).	Barbazan (*Hte-Gar.*).
Château-Thierry (*Aisne*).	Plombières (*Vosges*) (source Bourdeille).	Charlieu (*Loire*).	Aurel (*Drôme*).	Bassoues (*Gers*).
Dun-le-Poëlier (*Indre*).	Sermaize (*Marne*).	Chateldon (*Puy-de-Dôme*).	Caldane (*Corse*).	Bourrassol (*Haute-Garonne*).
Fontaine-Bonneleau (*Oise*).	Vittel (*Vosges*) (source Bienfaisante).	Chaudes-Aigues (*Cantal*).	Châtel (*Haute-Savoie*).	Boussan (*Haute-Garonne*).
Forges-les-Eaux (*Seine-Inférieure*).		Clermont (*Puy-de-Dôme*).	Chens-Casy (*Haute-Savoie*).	Camarès (*Aveyron*).
Forges-les-Bains (*Seine-et-Oise*).		Cordelle (*Loire*).	Chirols (*Ardèche*).	Cambo (*Bses-Pyr.*).
Graville-Sainte-Honorine (*Seine-Inf.*).		Coudes (*Puy-de-Dôme*).	Condillac (*Drôme*).	Campagne (*Aude*).
Martigné (*Maine-et-Loire*).		Crozardais (*Allier*).	Cornillon-en-Trièves (*Isère*).	Casoul (*Hérault*).
Mesnil-sur-l'Estrée (*Eure*).		Enval (*Puy-de-Dôme*).	Divonne (*Ain*).	Casteljaloux (*Lot-et-Garonne*).
Pithiviers (*Loiret*).		Fourchambault (*Nièvre*).	Evian (*Haute-Savoie*).	Cassuéjouls (*Aveyron*).
Préfailles (*Loire-Inférieure*).		Grandrif (*Puy-de-Dôme*).	Genestelle (*Ardèche*).	Cestas (*Gironde*).
Provins (*S.-et-M.*).		Lalizolle (*Allier*).	Janjac (*Ardèche*) (source du Cratère).	Cours (*Gironde*).
Riaille (*Loire-Inf.*).		La Roche-Cardon (*Rhône*).	Juvinas (*Ardèche*).	Duravel (*Lot*).
Rouen (*Seine-Inférieure*).		La Theneuille (*Allier*).	La Bauche (*Savoie*).	Evaux (*Creuse*).
		Laval-Atger (*Lozère*).	La Bégude (*Ardèche*).	Foncirgue (*Ariège*).
			La Farette (*Savoie*).	Ginoles (*Aude*).
			Monestier-de-Briançon (*Hautes-Alpes*).	Juvignac (*Hérault*).
			Monestier-de-Clermont (*Isère*).	Labarthe (*Hte-Gar.*).
			Montpezat (*Ardèche*).	Labestz (*Bses-Pyr.*).
				Lacaune (*Tarn*).
				Lamalou (*Hérault*).
				Lavardens (*Gers*).
Saint-Germain-du-Corbeis (*Orne*).		Madié (*Cantal*).	Meyras (*Ardèche*).	Le Plan (*Haute-Garonne*).
Saint-Quentin (*Aisne*).		Néris (*Allier*).	Meyres (*Ardèche*).	Luchon (*Haute-Garonne*).
Thouarcé (*Maine-et-Loire*).		Neuville-sur-Saône (*Rhône*).	Mureils (*Drôme*).	Montégut-Ségla (*Haute-Garonne*).
Viry-Châtillon (*Seine-et-Oise*).		Pélussin (*Loire*).	Nice (*Alpes-Maritimes*).	Ogeu (*Basses-Pyrénées*).
		Prades (*Haute-Loire*).	Orezza (*Corse*).	Ornolac (*Ariège*).
		Quézac (*Lozère*).	Oriol (*Isère*).	Palavas (*Hérault*).
		Renaison (*Loire*).	Pardina (*Corse*).	Pau (*Basses-Pyrénées*).
		Rentaigue (*Puy-de-Dôme*).	Piedicroce (*Corse*).	Rennes (*Aude*).
		Roanne (*Loire*).	Pont-de-Barret (*Drôme*).	Roquecourbe (*Tarn*).
		Sail (*Loire*).	Prades (*Ardèche*).	Rosis (*Hérault*).
		Sail-sous-Couzan (*Loire*).	Rapaggio (*Corse*).	Saint-Félix-des-Pallières (*Gard*).
		Saint-Alban (*Loire*).	Reyrieux (*Ain*).	Saint-Girons (*Ariège*).
		Saint-Christophe (*Saône-et-Loire*).	Rompon (*Ardèche*).	Saint-Julien (*Hérault*).
		Saint-Galmier (*Loire*).	Saint-Marcel-de-Crussol (*Ardèche*).	Saleich (*Hte-Garonne*).
		Saint-Genis (*Rhône*).	Saint-Pierre-d'Argençon (*Hautes-Alpes*).	Salvetat (*Hérault*).
		Saint-Ours.	Saint-Simon (*Savoie*).	Sanbusse (*Landes*).
		Sainte-Marie (*Cantal*).	San-Gavino-d'Ampugnani (*Corse*).	Sentein (*Ariège*).
		Sarcey (*Rhône*).	Sanilhac (*Ardèche*).	Siradan (*Hautes-Pyrénées*).
		Tessières (*Cantal*).	Stazzona (*Corse*).	Sylvanès (*Aveyron*).
		Vaux (*Allier*).	Terrano (*Corse*).	Taussac (*Aveyron*).
		Vézézoux (*Hte-Loire*).	Thonon (*Haute-Savoie*).	Taussac (*Hérault*).
			Tournon (*Ardèche*).	Tramezaigues (*Hautes-Pyrénées*).
			Vals (*Ardèche*).	Ussat (*Ariège*).
				Usson (*Ariège*).
				Vergèze (*Gard*).
				Villecelle (*Hérault*).
				Villelongue (*Hautes-Pyrénées*).
				Villeneuve (*Landes*).

Liste des eaux de table classées selon les tempéraments, c'est-à-dire selon les états constitutionnels et les prédispositions morbides.

LYMPHATIQUES ou tendance à la scrofule.	MUCO-SÉREUX ou rhumatisants.	SANGUINS ET GOUTTEUX.	NERVEUX. NEURASTHÉNIQUES DARTREUX.
AIZAC.	ALET.	AUGNAT (source Cerisier).	ALBERTVILLE.
AMIENS.	ASPERJOC.	AVÈNE.	BAINS.
AMPHION.	ASPRES - SUR – BUÈ -	CHAUDES-AIGUES.	BAGNÈRES - DE - LUCHON.
AURENSAN (nos 2 et 4).	CHES.	CHENS-CUZY.	BULLY-SUR-ABRESLE.
	AUREL.	CORDELLE.	CAMPAGNE.
BAGNÈRES - DE - BIGORRE.	AURENSAN (nos 1 et 3).	COUDES.	FONTAINE - BONNE - LEAU.
BAS.	BAGNOLES-DE-L'ORNE	JAUJAC (source du Cratère).	GRANDRIF.
BOURRASSOL.	BARBAZAN.	LA THENEUILLE.	LA FARETTE.
BRUGOURT.	BASSOUES.	MADIÉ.	SAINT-MARCEL - DE-
BUSSANG.	BOUSSAN.	PRADES.	CRUSSOL.
GALDANE.	BOURBON-L'ARCHAMBAULT.	QUÉZAC.	SENTEIN.
CAMARÈS.	BRIGNANCOURT.	RENAISON.	SYLVANES.
CAMBO.	CAMPAGNE (du Pont)	SAIL-SOUS-COUZAN.	USSON.
CASTELJALOUX (Levador).	CASTELJALOUX.	SAINT-ALBAN.	VALS (St-Louis).
CASSUÉJOULS.	CAZOUL.	SAINT-GALMIER.	— (St - Louis - du-Bois).
CHARBONNIÈRES.	CESTAS.	SAINTE-MARIE.	
CHATEAU-GONTIER.	CHARLIEU.	SAINT-OURS.	
CHATEAU-THIERRY.	CHATEL.	SALVETAT.	
COURS.	CHATELDON.	SANILHAC.	
ETUZ.	CHIROLS.	TAUSSAC.	
FORGES-LES-BAINS.	CLERMONT.	TESSIÈRES.	
GRAVILLE - SAINTE - HONORINE.	CONDILLAC.	THONON.	
	CORNILLON-EN-TRIÈVES.	TOURNON.	
LA BAUCHE.		VALS (Alexandrine)	
LA BÉGUDE.	DIVONNE.	— (Berthe).	
LABESTZ-BISCAYE.	DURAVEL.	— (Célestins).	
LACAUNE (Rouge).	DUN-LE-POËLIER.	— (Convalescents).	
LAC VILLERS.	ENVAL.		
LAMALOU.	EVAUX.	— (du Bosc).	
LAVARDENS.	EVIAN.	— (des Augustins).	
LE PRADEL.	FONCIRGUE.		
MONTPEZAT.	GENESTELLE.	— (Effervescente)	
MUREILS.	GINOLES.	— (Elisabeth no 1)	
NEUVILLE-SUR-SAÔNE.	JUVIGNAC.	— — no 2)	
	JUVINAS.	— (Grande - Vitesse).	
NEYRAC.	LADARTHE.		
OGEU.	LACAUNE.	— (Henri).	
OREZZA.	LALIZOLLE.	— (Hortense).	
ORIOL.	LA ROCHE-CARDON.	— (Jeanne-d'Arc)	
PARDINA.	LAVAL-ATGER.	— (Lucie).	
PAU.	LE PLAN.	— (Lamartine).	

LYMPHATIQUES ou tendance à la scrofule.	MUCO-SÉREUX ou rhumatisants.	SANGUINS ET GOUTTEUX.	NERVEUX. NEURASTHÉNIQUES DARTREUX.
Pélussin.	Luc-en-Provence.	Vals (la *Lorraine*).	
Piedicroce.	Mesnil - sur - l'Es-	— (la *Lyonnaise*).	
Plombières.	trée.	— (la *Nationale*).	
Pont-de-Barret.	Meyras.	— (la *Perle*).	
Provins.	Meyres.	— (le *Soleil*).	
Préfailles.	Montégut-Ségla.	— (*Marie*).	
Rapaggio.	Monestier - de -	— (*Mireille*).	
Renlaigue.	Briançon.	— (*Nouvelle-*	
Riaille.	Monestier-de-Cler-	*Pauline*).	
Roanne.	mont.	— (*Pauline*).	
Roquecourbe.	Neris.	— (*Prince*).	
Rouen.	Nice.	— (*Rothschild du*	
Sail-les-Bains	Ornolac.	*gaz*.	
(*Bellety*).	Palavas.	— (*St-Charles*).	
Saint-Germain-de-	Pithiviers-le-Vieil.	— (*St-Georges*).	
Corbeis.	Pont de Barret	— (*St-Martin*).	
Saint - Félix - des-	(*Drôme*).	— (*St-Michel*).	
Paillières.	Pougues (*Lamar-*	— (*Souveraine*).	
Saint - Genis - les-	*tine*).	— (*Universelle*).	
Ollières.	— (*Seltz*)	— (*Victoire*).	
Saint-Julien.	Rennes-les-Bains.	— (*Victoria*).	
Saint-Pardoux.	Reyrieux.	Vézézoux.	
Saint-Pierre d'Ar-	Rompon.	Villecelle.	
gençon.	Rosis.		
Saint-Quentin.	Saint-Simon.		
Saleich.	Sermaize.		
San-Gavino.	Vals (*Philomène*).		
Sargey.	Vaux (*Allier*).		
Stazzona.	Vergeze.		
Terrano.	Villeneuve.		
Trambzaigues (s.	Vittel (*Bienfai-*		
Mondang).	*sante*).		
Thouaroé.			
Vals (*St-Pierre*).			
Villelongue.			
Viry-Chatillon.			

RÉGION DU NORD

AISNE

+ * **Château-Thierry** (1). *Fontaine du Lys.* — Cette source est connue depuis longtemps.

1861.	Bicarbonate ferreux......................	0.084
—	de chaux......................	0.747
—	de magnésie....................	0.309
—	de manganèse	indiqué.
	Principe arsenical....................	non dout.
	Sulfate de chaux....................	0.140
	— de soude....................	0.060
	Chlorure de sodium....................	0.170
	— de calcium	
	Sels de potasse et d'ammoniaque	indiqué.
	Silice, alumine, phosphate terreux..........	0.081
	Matière organique de l'humus.............	indét.
	Total..........	1.861
	Acide carbonique libre..............	0.101

Eau ferrugineuse bicarbonatée.

Saint-Quentin. — Cette source sort d'un terrain d'alluvion reposant sur la craie.

(1) Les sources précédées d'un astérisque sont celles dont le chiffre total de la minéralisation a été rectifié et n'est par conséquent pas conforme au chiffre officiel indiqué au *Bulletin de l'Académie de médecine.* Ce dernier est en effet erroné, car il comprend le poids de l'acide carbonique qui ne peut être considéré comme élément minéralisateur.

Celles qui sont précédées d'une croix sont celles qui ont été autorisées par l'Académie, mais non par le Ministère.

1860. Bicarbonate de chaux..................... } 0.400
— de magnésie.................. }
— de fer et crénaté............. 0.012
— de manganèse.................. indices.
Sulfate de chaux...................... {
— de soude...................... } 0.049
Chlorure de sodium..................... {
— de calcium .... } 0.028
Silice................................. {
Alumine................................ } 0.030
Arsenic .... traces.
Matière organique....................... indét.

Total............ 0.519

Acide carbonique libre : 0,008 c. cubes.
Température : 10°.

Cette eau ferrugineuse répond aux indications de la médication martiale.

OISE

Fontaine-Bonneleau. — Trois sources d'eau ferrugineuse sortent d'un terrain d'alluvion et ont joui d'une assez grande réputation au siècle dernier : *source Vallot*, *source Lavernot* et *source Lapostelle*.

MOYENNE DES TROIS SOURCES.

1858. Crénate et apocrénate de fer............... 0.063
— de manganèse .... tr. sens.
Arsenic.................................. traces.
Bicarbonate de chaux.................... 0.357
— de magnésie................. 0.140
Chlorures de sodium et magnésium........ 0.011
Sulfates de chaux et de soude............. traces.
Silice, alumine 0.005
Sels de potasse et ammoniacal, phosphate, matière organique et acide carbonique....... 0.040

Total............ 0.616

Température : 10°.
Débit par 24 heures : 450,000 litres.

Ces eaux ferrugineuses crénatées froides s'emploient dans tous les cas où la médication martiale est indiquée.

SEINE-INFÉRIEURE

* **Forges-les-Eaux.** — Sources connues depuis 1578 et sortant de sables ferrugineux inférieurs à la craie. Elles sont au nombre de trois : *la Reinette, la Royale, la Cardinale*, et sortent d'un terrain formé d'alternances d'argile plastique et de grès ferrugineux.

1845. O. HENRY.	Sources.		
	Cardinale.	Royale.	Reinette.
Bicarbonates de chaux et de magnésie.........	0.0761	0.0934	0.1005
Chlorure de sodium	0.0120	0.0170	0.0540
— de magnésium.	0.0030	0.0080	0.0030
Sulfate de chaux.......	0.0400	0.0240	0.0100
— de soude et de magnésie.....	0.0060	0.0100	0.0060
Nitrate de magnésie....	»	indices.	»
Crénate alcalin	0.0020	0.0020	traces.
Silice et alumine.......	0.0330	0.0340	0.0380
Sel ammoniacal.........	traces.	traces.	traces.
Crénate de fer.........	0.0680	0.0670	0.0220
— de manganèse..	traces.	traces.	traces.
Totaux........	0.2401	0.2554	0.2335
Température...........	6°,5	7°	7°,5
Débit par 24 heures....	4,320 l.	10,800 l.	21,600 l.
Azote et oxygène........	peu.	peu.	peu.
Acide carbonique libre..	0.2250	0.2500	0.1600

Ces eaux ferrugineuses s'expédient en bouteilles.

Graville-Sainte-Honorine, près le Havre. — La *Source Château d'Eau* sourd d'une craie chloritée par trois issues, à la profondeur de 2 à 3 mètres, dans un puits qu'elle alimente.

1842. Chlorure de calcium......................... 0.211
— de sodium........................ 0.700
— de magnésium.................... 0.086
— de potassium.................... 0.060
Hydriodate d'ammoniaque............... 0.012
Sulfates de soude et de chaux............ 0.014
Silicates de chaux et d'alumine........... 0.088
Bicarbonates de chaux et de magnésie....... 1.690
Peroxyde de fer......................... 0.042

Total........... 2.903

Température : 10°.

Eau ferrugineuse iodurée.

Rouen. — *Source Pré-Thuilleau.* — Émerge d'un puits creusé dans le square Pré-Thuilleau. Terrain d'alluvion et de tourbe.

1878. Carbonate de chaux....................... 0.091
— de magnésie.................... 0.036
— de protoxyde de fer............ 0.044
Sulfate de chaux..................... 0.039
Chlorure de sodium..................... 0.018

Total........... 0.227

Température : 12°.
Débit par 24 heures : 300 litres.

Eau ferrugineuse.

SEINE-ET-MARNE

Provins. — Cette source émerge de limons d'atterrissement marneux et sableux, argile ocreuse, tourbe compacte noire, argile pyriteuse. La source *Sainte-Croix* présente la composition suivante :

1863. Résidu insoluble	0,020
Carbonate de protoxyde de fer	0,049
— de chaux	0,451
— de magnésie	0,028
Sulfate de chaux	0,678
Chlorure de sodium	0,020
Manganèse	0,005
Matière organique	traces.
Total	0,651

Acide carbonique libre.
Température : 12°.

Eau ferrugineuse bicarbonatée.

Source minérale froide connue depuis longtemps ; elle émerge d'un terrain calcaire crénacé superficiel, reposant sur un banc de terre argileuse et sur une couche de lignite mêlée d'argile.

1865. Carbonate ferreux	0.1060
— de chaux	0.5300
— de magnésie	0.0750
Sulfate de chaux	0.0300
Chlorure de sodium	0.1600
Arsenic	0.0008
Total	0.9018
Acide carbonique libre	0.040

Température : 8°.
Débit par 24 heures : 835 hectolitres.

SEINE-ET-OISE

Brignancourt. — La source *Saint-Jean* dite de *Roches-Santeuil* est recueillie au fond d'un puits de 8 mètres de profondeur au niveau du calcaire glaucomien.

1889. Bicarbonate de chaux	0.3857
— de magnésie	0.0432
— de fer	0.0046
Sulfate de chaux	0.0707
Chlorure de sodium	0.2207

hlorure de potassium..............................	0.0063
— de lithium...............................	0.0077
Silice...	0.0100
Total.............	0.7849

Acide carbonique libre assez abondant.
Débit par 24 heures : 65,184 litres.

Eau bicarbonatée ferrugineuse.

Forges-les-Bains. — *Source Raymond.* — Sort d'un mélange de roches de différentes formations remplissant une poche de la formation gypseuse.

1872. Silice...................................	0.020
Oxyde de fer...............................	0.003
Bicarbonate de chaux.......................	0.220
Sulfate de soude...........................	0.016
Chlorure de sodium.........................	0.027
Azotate, ammoniaque........................	traces.
Matière organique..........................	indéter.
Total.............	0.286

Température : 13°.
Débit par 24 heures : 3,000 litres.

Les sources *Vinitel, l'Hôpital, le Curé, Courty,* ont une composition analogue. Ces eaux sont fort peu minéralisées.

Viry-Chatillon. — *Source du Pied de fer d'Aiguemont.* — Cette source se trouve au fond d'une galerie de 61 mètres de développement ouverte dans un terrain formé d'argile à meulière de Brie.

1887. Phosphate tricalcique...................	0.17901
Bicarbonate de chaux.......................	0.21740
— de magnésie..............	0.03640
Azotate de chaux...........................	0.04100
Sulfate de chaux...........................	0.05364
Chlorure de sodium.........................	0.04130
— de potassium	traces.
Lithine....................................	quant. sens.

Silice...............................	0.01980
Matière organique....................	0.00200
Total............	0.59055

Température . 4°.
Débit par minute : 14 litres.
Acide carbonique............ .... 0.17096 ou 86cc,49

La présence du phosphate de chaux en quantités aussi
notables, ce qui jusqu'ici est un fait exceptionnel, communique à cette eau des propriétés reconstituantes du
système osseux. Elle peut donc être utile aux enfants
rachitiques, scrofuleux et constitue pour eux une médication facile en raison de sa sapidité agréable. Cette eau
reconnaît aussi comme indications thérapeutiques : le
mal de Pott, l'arthrite, et peut-être un adjuvant du
traitement de la tuberculose à ses débuts. C'est aussi, en
raison de l'acide carbonique qu'elle renferme, une bonne
eau de table.

SOMME

Amiens. — Source *le Petit-Saint-Jean.* — Cette source
est captée par un puits creusé dans un terrain d'alluvions.

1877. Carbonate de chaux.....................	0.250
— de magnésie....................	0.065
— de fer.......................	0.022
Sulfate de chaux......................	0.012
Chlorure de sodium....................	0.053
Total...........	0.402

Température : 11°.

Cette eau ferrugineuse se trouble à l'air, avec dépôt
ocracé. Saveur ferrugineuse. Elle doit être bue sur place,
car elle renferme peu de CO^2 libre. Le débit est de plus
de 1,200 litres à la minute.

Cette eau ne peut s'exporter.

Source *les Huchers* obtenue par un forage de 20 mètres pénétrant dans la craie à travers les dépôts bourbeux. S'extrait à l'aide d'une pompe, ce qui laisse fort à désirer au point de vue de la pureté microbienne de l'eau.

1881. Carbonate de chaux	0.420
— de magnésie	0.018
— de fer	0.033
Chlorure de sodium	0.026
Sulfate de chaux	0.010
Silice	0.003
Total	0.510

Température : 11°.
Débit par minute : 75 litres.

Eau ferrugineuse.

RÉGION DE L'EST

DOUBS

Lac-Villers (Comm. de Besançon, arr. de Pontarlier). — L'eau de Lac-Villers est gazeuse et peut se ranger à côté des eaux de Forges, en Normandie, et de Parla, en Suède : elle sourd d'un terrain néocomien.

1852. Bicarbonate de chaux......................	0.907
— de magnésie..................	0.150
Chlorure de sodium, sulfate alcalin, sel de potasse	0.050
Crénate et silicate de potasse..............	0.250
Iodure.................................	sensible.
Oxyde de fer crénaté	0.110
Silico, alumine.........................	0.144
Matière organique.................	indét.
Total.............	1.641

Acide carbonique libre.................... 1/4 du vol.
Température : 12°.
Débit par minute : 5 l. 5.

Cette eau froide, bicarbonatée calcique ferrugineuse, est employée sur place.

MARNE

Sermaize (Arr. de Vitry-le-François). — L'établissement thermal est alimenté par la fontaine de Sermaize, appelée *Fontaine des Sarrasins*, qui fournit une eau très limpide, renommée pour ses propriétés lithontriptiques. Elle émerge de la formation néocomienne.

1852. Bicarbonate de chaux	0.570
— de magnésie	0.040
— de soude	0.020
— de strontiane	traces.
Chlorures de magnésium et de sodium	0.040
Iodure alcalin terreux	sensible.
Sulfates de chaux et de soude	0.130
Sulfate de magnésie	0.680
Silicates de chaux et d'alumine	0.050
Oxyde de fer crénaté	0.013
Manganèse, potasse, matière organique	traces.
Total	1.543

Température : 13°.
Débit par 24 heures : 35,000 litres.

Cette eau calcaire, magnésienne et ferrugineuse, présente une grande analogie avec les eaux de Vittel et de Contrexéville. Elle s'exporte.

HAUTE-SAONE

Etuz. — La *Source Frayon* sourd dans un pré situé à l'est du village d'Etuz, au fond d'un petit vallon dont les flancs sont formés par un calcaire marno-compact. A une petite distance de la source, on trouve du minerai de fer en grains.

1864. Résidu insoluble	0.011
Bicarbonate de fer	0.139
— de chaux	0.331
— de magnésie	0.038
Chlorure et matière organique	faible prop.
Total	0.519

Température : 11°.
Débit par heure : 600 litres.

Eau ferrugineuse carbonatée.

VOSGES

* Bains. — Cette station thermale, située à 306 mètres d'altitude, renferme des sources connues depuis les Romains, qui émergent des fissures du grès bigarré superposé au granit en laissant dégager des bulles d'azote. Elles sont sulfatées sodiques arsenicales.

	Température.	Débit par minute.
Grande Source............	48°	44 l.
Romain.................	44	6 6
Souterraine..............	41	8 5
Robinet de cuivre........	45	5 4
— de fer...........	45	14 7
Tempérée..............	39	4 6
Saint-Colomban..........	24	20
Savonneuse..............	38	3
Féconde.................	40	13 8
La Promenade...........	32	02 2
La Vache	33	2 5
Grandgivry.............	»	

Ces eaux présentent une grande analogie de composition chimique. Nous donnons comme exemple celle de la Grande Source et de la source Savonneuse.

	Grande Source.
1881. Acide chlorhydrique....................	0.030
— sulfurique......................	0.080
Oxyde de fer	traces.
— de chaux......................	0.040
— de magnésie....................	traces.
— de potasse.....................	0.030
— de soude......................	0.140
Acide silicique.......................	0.070
Total...........	0.390
Acide carbonique	0.080

1848. Pommarède.	Grande Source.	Source Savonneuse.
Sulfate de soude....................	0.110	0.100
Chlorure de sodium................	0.083	0.163
Carbonate de soude...............	0.010	»
— de chaux...............	0.028	0.045
Silice...........................	0.069	0.121
Oxyde de fer....................	0.002	0.002
Matière organique................	traces.	traces.
Totaux...............	0.302	0.491

On a signalé en outre la présence de l'arsenic.

Ces eaux sont inodores, insipides; cependant, au bout d'un certain temps d'exposition à l'air, elles exhalent une odeur sulfureuse, indice de la décomposition des sulfates par les matières organiques.

Elles s'emploient *intus* et *extra*.

Leurs indications thérapeutiques sont celles des eaux de Plombières.

*Bussang (Arr. de Remiremont). — Trois sources émergent d'un sol formé par des couches presque verticales d'une roche très dure, intermédiaire entre le quartzite et l'ardoise. C'est une argile sableuse durcie et transformée par les mêmes convulsions géologiques qui ont soulevé les montagnes. Ces couches d'abord horizontales, en se plissant ensuite sous l'effort des soulèvements géologiques, ont produit des fissures qui ont alors permis aux eaux de s'épancher au dehors.

Ces trois sources ont une même origine. Leur eau limpide laisse dégager de nombreuses petites bulles de gaz. Leur saveur est acidule et légèrement atramentaire.

Ces eaux se conservent en bouteilles et s'exportent en grande quantité. Ce sont des eaux *bicarbonatées alcalines* ferrugineuses et manganésiennes. Leur température varie de 10 à 12°.

Elles agissent par leur bicarbonate de soude comme alcalines et par leur fer comme toniques. Elles sont diurétiques.

	Source Marle.
1880. Bicarbonate de soude	0.9821
— de lithine	0.0033
— de chaux	0.7727
— de magnésie	0.2902
— de fer	0.0188
— de manganèse	0.0038
Sulfate de potasse	0.0191
— de soude	0.0355
— de magnésie	0.0294
Chlorure de sodium	0.0800
Phosphate de soude	0.0026
Arséniate de soude	0.0008
Borate de soude	
Silice	0.0400
Matière organique, perte	0.0037
Total	2.2880
Acide carbonique libre	1.0920

Débit par 24 heures : 1,588 litres.

Outrancourt (Arr. de Neufchâteau). — Cette source est située à 2 kilomètres de Contrexéville.

1855. Bicarbonate de chaux	0.373
— de magnésie	0.103
— de fer	traces.
Sulfate de chaux	0.040
— de magnésie	0.500
— de soude	0.410
— de strontiane	traces.
Chlorure de sodium et de magnésium	0.160
Silice, alumine, phosphate calcaire, sels de	
potasse et ammoniacal, iodure, arsenic, ma-	
tière organique	0.040
Total	1.632
Acide carbonique libre	1/12 du vol.

Température : 11°,8.

Eau sulfatée calcique.

* **Plombières** (Arr. de Remiremont). — La ville de Plombières située à 421 mètres d'altitude, dans la vallée de l'Augronne, est encaissée entre deux montagnes. Elle possède des établissements thermaux concédés en 1857

par l'État à une compagnie fermière et alimentés par un grand nombre de sources qui toutes sortent à travers les fissures du granit porphyroïde. Elles sont : les unes, thermales, avec une température variant de 26 à 28°; les autres, froides.

SOURCE FERRUGINEUSE DE BOURDEILLES.

Silice et silicate de soude............... ⎫	
— de chaux.............. ⎪	
— de magnésie........... ⎬	0.05730
— de potasse............ ⎭	
Alumine.................................	0.00750
Bicarbonates de chaux et de magnésie.....	0.01660
Protoxyde de fer avec crénate...........	0.52350
Arséniate terreux.......................	0.00004
Chlorures de sodium et de potassium......	0.00450
Sulfates de soude et de chaux...........	0.01230
Lithine.................................	indices.
Iodure, borate.........................	supposés.
Phosphate...............................	sensible.
Matière azotée.........................	indiquée.
Total...........	0.62174
Acide carbonique libre en volume........	0.01700

Température : 10°.
Débit par minute : 3 l. 2.

Vittel (Arr. de Mirecourt). — Les sources émergent du terrain triasique.

La Bienfaisante. — Elle sourd au fond d'un puits de 2m,21 de profondeur, éloigné de 1 kilomètre de l'établissement thermal.

1888. Carbonate de chaux.....................	0.110
— de magnésie...................	0.040
— de soude.....................	0.172
Sulfate de chaux.....................	0.072
— de magnésie.................	0.027
— de potasse	0.016
Chlorure de sodium.....................	0.009
Silice.................................	0.008
Total...........	0.454

Température : 10°.
Débit par 24 heures : 1,630 litres.

RÉGION DE L'OUEST

CALVADOS

Brucourt (Arr. de Pont-l'Évêque). — *Source Collardot.*
L'eau s'échappe à 10 mètres au-dessus du niveau de la
Dives par une fissure remplie d'argile bleuâtre sépa-
rant deux bancs calcaires. Elle est recueillie dans un
bassin en ciment. Le terrain est constitué par des marnes
oxfordiennes et couronné par des assises appartenant à
la craie chloritée.

Cette source est connue depuis longtemps.

1885. Carbonate de chaux.......................	0.950
— de magnésie...................	0.240
Sulfate de chaux.........................	0.642
— de magnésie......................	0.109
Chlorure de sodium.....................	0.012
— de magnésie....................	0.048
Peroxyde de fer.........................	0.066
Silice.................................	0.054
Total............	2.121

Acide carbonique libre en petite quantité.
Débit par 24 heures : 960 litres.

Cette eau est ferrugineuse et légèrement laxative.

EURE

Mesnil-sur-l'Estrée. — La *Source du Prieuré d'Hendreville* se fait jour au fond d'un puits de 42^m,75 de
profondeur, percé dans un terrain de craie à silex.

1867. Résidu insoluble	0.016
Carbonate de chaux	0.340
— de magnésie	0.076
Chlorure de sodium	0.135
Sulfate de soude	0.030
Azotates alcalins	0.303
Total	0.900

Température : 10°.
Le débit n'a pas été mesuré.

Cette eau est carbonatée calcique et s'expédie en bouteilles.

INDRE

Dun-le-Poëlier. — *Source de l'Hermitage.* — Située dans une maison et alimentant un puits de 3ᵐ,60 creusé à travers 3 mètres de glaise argilo-sableuse imperméable, et 60 centimètres de sablon fin aquifère appartenant au sable et au grès de l'étage néocomien.

1886. Silice	0.016
Bicarbonate de chaux	0.120
— de manganèse	0.008
— de fer	0.015
Sulfate de chaux	0.023
Chlorure de potassium	traces.
— de sodium	0.011
Matière organique	0.003
Total	0.196

Débit par 24 heures : 2,000 litres.

Eau bicarbonatée calcique ferrugineuse.

LOIRE-INFÉRIEURE

La Plaine. — *Source de Préfailles.* Cette source, située sur le bord de la mer, sort du gneiss et de schistes talqueux renfermant du mispickel, du fer oxydulé et du fer oligiste. Elle fournit une eau contenant peu de gaz en dissolution et abandonnant facilement l'oxyde de fer qu'elle contient. Pour cette raison, l'Académie de médecine a autorisé que cette eau soit gazéifiée sous la surveillance d'un pharmacien.

1866.	Résidu insoluble	0.027
	Carbonate de fer	0.038
	— de chaux	0.021
	Sulfate de chaux	0.060
	Chlorure de sodium	0.245
	— de magnésium	0.059
	Total	0.450

Température : 15°.
Débit par heure : 300 litres.

Eau ferrugineuse.

Riaille. — *Source du Haut-Rocher.* — Elle émerge d'un terrain quartzeux et ferrugineux ancien, recouvert, une trentaine de mètres plus haut, par une couche peu épaisse de sable argileux rouge tertiaire.

1886.	Carbonate de chaux	0.056
	— de magnésie	0.009
	— alcalin	0.053
	— de fer	0.012
	Silice	0.010
	Total	0.140

Température : 12°.
Débit par 24 heures : 5,800 litres.

Cette eau bicarbonatée ferrugineuse s'emploie en boisson et s'exporte.

LOIRET

*Pithiviers-le-Vieil.** — La source *Fontaine de Segrais* émerge du calcaire de la Beauce.

1879. Bicarbonate de chaux...................... 0.214
— de magnésie................... 0.065
— de fer 0.008
Chlorure de magnésium................. ⎫
— de sodium .... ⎬ 0.025
— de calcium.................... ⎭
Sulfate de magnésie..................... 0.016
— de chaux....................... 0.012
Silice et alumine........................ 0.027
Matière organique...................... 0.016

Total............ 0.383

Acide carbonique libre.................... 0.161
Température : 8°.
Débit par minute : 50 litres.

Eau bicarbonatée mixte ferrugineuse.

MAINE-ET-LOIRE

✝ Martigné-Briand (Arr. de Saumur). — Les sources *Jouannette*, connues depuis fort longtemps, sortent du grès schisteux anthracifère. Trois d'entre elles sont ferrugineuses.

1847. Godefroy. Carbonate de fer.................. 0.0400
— de chaux................. 0.0030
— de magnésie............. 0.1410
Sulfate de soude.................... 0.2283
Chlorure de sodium............... 0.1396
— de calcium............... 0.0140
— de magnésium........... 0.0163
Silice......................... 0.0100
Matière organique................ 0.0100

Totaux............ 0.6022

Température...................... 10°
Débit par minute................. 7 l. 5

Les trois sources ferrugineuses sont employées en boisson contre la chloro-anémie.

Thouarcé. — Cette source prend naissance au pied d'un calcaire qui laisse sourdre une source dite *Le Ra-*

gottier déjà connue. Le terrain est un grès schisteux anthracifère.

1809.		
Résidu		0.007
Carbonate de chaux		0.170
Sesquioxyde de fer		0.020
Carbonate de magnésie		0.057
Chlorure de sodium		0.093
Sulfate de soude		0.024
Manganèse		traces.
Matière organique		0.010
	Totaux	0.381

Température : 10°.
Débit par minute : 2 l. 5.

Cette eau laisse un dépôt ocracé. Source ferrugineuse.

MAYENNE

-┼- **Château-Gontier.** — Source connue depuis très longtemps sous le nom d'eau de *Pougues rouillée*; elle sort de fissures dans le schiste silurien.

1850.		
Bicarbonates de chaux et de magnésie		0.4556
Sulfates de soude et de chaux		0.1000
— de magnésie		0.5200
Chlorures de sodium et de magnésium		0.2004
Silice et alumine		0.0170
Crénate et carbonate de fer		0.1040
Manganèse		indices.
	Total	1.3970
Acide carbonique libre		1/8 du vol.

Température : 12°.
Débit par minute : 1 l. 20.

Ces eaux sont utilisées dans l'établissement en boissons comme ferrugineuses et en hydrothérapie.

ORNE

*Bagnoles (Arr. de Domfront, comm. de Tessé-la-

Madeleine). — La source sort des cassures profondes dans le grès silurien à fucoïdes.

LA SOURCE DES FÉES OU DES DAMES.

1884. Carbonate de chaux	0.017
— de magnésie	0.003
— alcalin	0.040
Sesquioxyde de fer	0.005
Chlorure de sodium	0.009
Total	0.074

Température : 12°.
Débit variable.

GRANDE SOURCE.

Analysée en 1878, par J.-B. Dumas qui l'étudia pendant un long séjour qu'il fit à Bagnoles et la classa parmi les eaux silicatées avec traces d'acide phosphorique.

1878. J.-B. DUMAS. Silice	0.1820
Oxyde de zinc	traces.
Alumine-oxyde de fer	0.0170
Phosphate de chaux	0.0028
Sulfate de chaux	0.0350
— de potasse	0.0400
— de soude	0.1510
Chlorure de sodium	0.1270
Lithine	traces.
Eau et matière organique	0.0732
Total	0.6180
Gaz acide carbonique	4
Gaz azote	96

Les eaux de Bagnoles s'emploient en boissons et à l'extérieur pour combattre les troubles des voies digestives (dyspepsie) et les formes nerveuses du rhumatisme.

✝ **Mortagne**. — *Source Herse*. — Elle est située dans la forêt de Bellevue, à quelques lieues de Mortagne. Elle est connue depuis longtemps.

1855.	Chlorure de sodium	}	0.0085
	— de magnésium	}	
	— de calcium......................		0.0253
Sulfate de chaux........................			0.0040
— de soude.......	}		0.0023
— de magnésie.....................	}		
Silice...................................			0.0304
Sesquioxyde de fer......................			0.0092
Iodure..................................			traces.
Matière organique.......................			très sensible.
Principe arsenical.......................			sensible.

Total...........   0.0797

Acide carbonique 7cc,192
Oxygène ....   5 ,020
Azote................................   17 ,256

Saint-Germain-de-Corbeis. — *Source Houel.* — Elle prend naissance dans une prairie, aux flancs d'une colline.

1890.	Carbonate de chaux......................	0.191
	— de fer......................	0.024
	— de magnésie.................	0.011
Sulfate de chaux.....................		0.058
Chlorure de sodium		0.039
Silice................................		0.005

Total...........   0.328

Acide carbonique libre.................... peu abondant.
Débit par 24 heures : 9,480 litres.

Eau faiblement carbonique et ferrugineuse.

RÉGION DU CENTRE OU DE L'AUVERGNE

ALLIER

Bourbon-l'Archambault (Arr. de Moulins). — *Source Jonas.* — L'établissement, qui appartient à l'État, est alimenté par des sources thermales et froides qui sortent du granit à grains fins associé au gneiss. Altitude : 270 mètres.

Source Jonas

1842. Bicarbonate de chaux......................	0.715
— de magnésie	0.070
Sulfate de soude	0.028
— de chaux.......................	0.012
Chlorures de sodium et magnésium	0.100
Sulfates de chaux et alumine..............	0.500
Silicate de soude.........................	0.020
Crénate et carbonate de fer...............	0.040
Total............	1.491
Acide carbonique libre	1/5 du vol.

Température : 10°.
Débit par minute : 2 litres.

Cette source bicarbonatée calcique est usitée en boisson seulement.

✝ **Jenzat** (Arr. de Gannat). — Altitude : 300 mètres. Ces sources s'échappent d'un terrain de micaschiste. Elles sont au nombre de trois qui paraissent appartenir à la même nappe.

LEFORT.	Sources		
	de droite.	du milieu.	de gauche.
Bicarbonate de soude......	0.585	0.001	0.603
— de chaux......	0.125	0.147	0.134
— de magnésie....	0.044	0.027	0.006
— de fer.........	indices.	0.007	0.006
Sulfate de soude..........	0.411	0.371	0.385
— de potasse.........	0.049	0.103	0.098
Chlorure de sodium.......	0.229	0.291	0.277
— de potassium.....	0.117	0.050	0.063
Silice.................	0.044	0.030	0.025
Alumine...............	0.009	0.008	0.005
Bromure, iodure..........	traces.	traces.	traces.
Arséniate de chaux........	id.	id.	id.
Matière organique.........	id.	id.	id.
Totaux..........	1.610	1.634	1.602
Azote.....................	0.004	0.003	0.003
Oxygène.................	0.001	0.001	0.001
Acide carbonique libre.....	0.012	0.032	0.030

Température : 26°.
Débit par 24 heures : 130,000 litres.

Eaux bicarbonatées sodiques sulfatées.

Lalizolle. — *Source Ozina*. — La source émerge d'un terrain entièrement formé de micaschistes.

1872. Résidu insoluble........................	0.012
Carbonate de chaux.....................	0.032
— de magnésie	0.019
Sulfate de chaux.......................	0.015
Chlorure de sodium.....................	0.011
Oxydes de fer et manganèse.............	0.035
Arsenic................................	traces.
Matière organique	indéterm.
Total............	0.124

Température : 10°.
Débit par 24 heures : 1,440 litres.

Eau carbonatée calcique ferrugineuse.

Néris (Arr. de Montluçon). — La station thermale, située à 260 mètres d'altitude, est alimentée par des sources chaudes à minéralisation faible qui ne permet pas de les classer, et qui émergent du terrain granitique.

Elles sont obtenues par des puits qui sont dénommés :
Puits Carré, César, de la Croix, Dunoyer, Grand Puits et
Innommé. — Leur composition chimique étant, à peu de
chose près, identique, nous donnerons seulement l'analyse du *Puits César*, d'après Lefort :

1857.	Bicarbonate de soude......................	0.4169
—	de potasse..................	0.0120
—	de chaux.....................	0.1455
—	de magnésie	0.0057
—	de fer.....................	0.0042
—	de manganèse..............	traces.
	Sulfate de soude......................	0.3896
	Chlorure de sodium....................	0.1788
	Iodure, fluorure de sodium.............	traces.
	Silice.............................	0.1121
	Matière organique azotée...............	traces.
	Total..........	1.2848
	Oxygène	indéterm.
	Azote...........................	88cc,52
	Acide carbonique	11 ;48

Température du puits César : 52°.
— du puits Carré : 50°.
— du puits de la Croix : 58°.
— du Grand Puits : 43°.
— du puits Dunoyer : 49°.
— du puits Innommé : 49°,7.

Tous ces puits, qui sont creusés à quelques mètres les uns des autres,
ont un débit total de 700 litres par minute.

Les eaux de Néris s'emploient en boissons ou sous
forme de bains, douches, etc.
On fait aussi des applications de conferves.
Elles sont usitées contre les rhumatismes, les névral-
gies, les névroses.
La Theneuille (Arr. de Moulins). — *Source Latrol-
lière.* — Cette source sort à 1 kilomètre du bourg de
Theneuille, dans un pré dont le sol est tourbeux.

O. Henry. Bicarbonate de soude.................... 0.024
—   de chaux, magnésie............ 0.039
Sulfates de soude, de chaux............... 0.018
Chlorures de sodium, de magnésium...... 0.040
Silicates de chaux, alumine............. 0.060
Grénate de fer..................... 0.020

                 Total............ 0.201

Acide carbonique libre.................. 0cc,85 ou 1 vol. 1/3
Température : 7°.
Débit par minute : 9 litres.

Eau acidule bicarbonatée calcique faible et ferrugineuse, froide, exclusivement employée en boissons.

Source Saint-Pardoux. — La source, située à 310 mètres d'altitude, surgit d'un sol argileux en laissant dégager de nombreuses bulles de gaz. Son eau limpide, de saveur piquante, aigrelette, est chargée d'acide carbonique.

1858. Bicarbonate de chaux.................. }
—   de magnésie............ }   0.0287
—   de soude.................. 0.0254
Sulfate de soude..................... }
—   de chaux.............. }   0.0100
Chlorure de sodium .... }
—   de magnésium.......... }   0.0300
Silicate de chaux .... }
—   d'alumine.............. }   0.0700
Grénate de fer..................... 0.0200

                 Total............ 0.1841

Acide carbonique libre : 1cc,248.
Température : 9°.
Débit par heure : 200 litres.

"Vaux. — *La source Madeleine* a été trouvée dans une prairie par un sondage de 8 à 9 mètres dans le granit.

1857. Carnot. Silice 0.0200
Bicarbonate de chaux................ 0.5525
—   de magnésie.......... 0.4168
—   de fer............... 0.1024

                A reporter..   1.0920

	Report....	1.0020
Bicarbonate de soude................		0.0880
Sulfate de soude....................		0.4855
Chlorure de sodium................		0.6214
— de potassium.............		0.1062
— de lithine...............		0.0161
Matières organiques...............		0.0020
Acide carbonique libre.............		0.4650
	Total...........	2.4112

Débit par 24 heures : 200 litres.

Cette eau bicarbonatée calcique ferrugineuse s'exporte en bouteilles.

CANTAL

Chaudes-Aigues (Arr. de Saint-Flour). — Cette station, située au pied des montagnes qui séparent le Gévaudan de l'Auvergne, à 650 mètres d'altitude, est alimentée par un grand nombre de sources qui sortent toutes du terrain granitique. Les plus connues sont les *Sources du Parc*, *Felgères*, *le Moulin-du-Bain*, *la Bonde*, *l'Hospice*. Les autres sont situées dans des maisons particulières.

Comme l'indique le nom générique, ce sont des eaux thermales.

	Sources				
	du Parc.	Felgères.	Moulin-du-Bain.	La Bonde.	L'Hospice.
Température..	82°	31 à 70°	62°	73°	70°
Débit par min..	260l.	19l.	32l.	18l.	18l.

Ces eaux présentent une identité de composition assez grande. Il nous suffira, pour en donner une idée, d'indiquer celle de la source du Parc :

Source du Parc.

1854. Carbonate de soude..................		0.480
— de chaux....................		0.045
— de magnésie...............		0.016
— de fer....................		0.002
Sulfate de chaux.......'.........		0.044
— de magnésie..............		0.015
Chlorure de sodium...............		0.071
	Total...........	0.673

Ces eaux se prennent à la station seulement en boissons, en bains, en douches et en étuves. Elles sont limpides, inodores, incolores, insipides, et laissent un dépôt ocracé.

Elles reconnaissent comme indications thérapeutiques les affections rhumatismales, les névralgies, les affections des voies aériennes.

+ **Madié.** — Sources dites *de la Barraquette*, employées en boissons. — Quatre sources : nos 1, 2, 3, 4.

		N° 1.
1860. Bicarbonates de soude et de potasse	....	0.990
— de chaux et de magnésie	......	0.060
— de fer	....	0.011
Chlorure de sodium	....	0.300
— de magnésium	....	0.140
Sulfates de soude et de chaux	....	0.440
Silice, alumine et matière organique	....	0.080
	Total............	2.271

Débit des quatre sources par 24 heures : 113 litres.

La source n° 4 présent une composition analogue, mais est plus ferrugineuse.

Eaux bicarbonatées ferrugineuses.

+ **Sainte-Marie** (Arr. de Saint-Flour). — Les deux sources de Sainte-Marie émergent des fissures d'une roche schisteuse. La plus abondante, ou *Vieille Source*, est seule utilisée. Elle laisse dégager une grande quantité d'acide carbonique. Elle est froide, limpide, de saveur aigrelette, piquante.

1844. NIVET. Carbonate de soude	....	0.270
— de chaux	....	0.085
— de fer	....	0.045
— de magnésie	....	traces.
Chlorure de sodium	....	0.080
Silice et crénate de fer	....	0.040
	Total............	0.520

Température : 12°.

Cette eau bicarbonatée sodique, ferrugineuse, s'exporte.

Tessières-les-Boulièes (Arr. d'Aurillac). — Cette source émerge d'un terrain éruptif.

1839.	Bicarbonate de chaux........................	0.402
—	de magnésie........................	
—	de soude.........................	0.471
—	de protoxyde de fer.............	0.001
	Chlorure de magnésium	0.055
	Sulfate de magnésie.........................	0.185
—	de soude............................	
	Silice, alumine	0.046
	Phosphate....................................	
	Matière organique...........................	0.060
	Total............	1.220
	Acide carbonique libre.....................	2.294

Cette eau est froide (11°) et très gazeuse à la source où elle dégage CO^2.

Bicarbonatée sodique, ferrugineuse, elle s'emploie et s'exporte comme eau de table.

LOIRE

Charlieu. — *Source Rallu*, puisée à l'aide d'une pompe dans un puits de 4^m,60 de profondeur, dans un terrain d'alluvion.

1872.	Silice...............................	0.010
	Carbonate de chaux.................	0.440
—	de magnésie...................	0.120
	Protoxyde de fer et de manganèse.........	0.054
	Sulfate de soude.....................	0.145
	Chlorure de sodium	0.260
	Matière organique...................	indéter.
	Total...........	0.999

Eau carbonatée calcique, ferrugineuse.

Cordelle. — Cette source sort du porphyre quartzifère.

1865.	Silice................................	0.014
	Bicarbonate de soude................	0.885
—	de potasse	0.134
—	de chaux	0.446
	de magnésie	0.206
	A reporter........	1.685

	Report......	1.685
Chlorure de sodium................		0.028
Sulfate de potasse................		0.004
— de fer.....................		traces.
	Total..........	1.717

Débit par minute : 8 l. 30.

Eau gazeuse bicarbonatée sodique.

Pélussin. *Source Augez.* — Deux sources émergent du granit. Elles présentent la même composition chimique.

1876.	Résidu insoluble...................	0.015
	Carbonate de chaux.................	0.062
	— de magnésie.................	0.021
	Sulfate de chaux...................	0.015
	Chlorure de sodium.................	0.011
	Oxyde de fer.......................	0.025
	Matières organiques................	indét.
	Total..........	0.149

Température : 13°.
Débit par 24 heures : 1,170 litres.

Cette eau ferrugineuse s'expédie en bouteilles.

Renaison (Arr. de Roanne). — La *source Chanteret* sort au contact du porphyre granitoïde et du terrain de transition. Eau très gazeuse et très agréable à boire.

1852.	Bicarbonate de chaux................	0.663
	— de magnésie.................	0.135
	— de soude....................	0.240
	— de potasse	0.171
	Sulfates de potasse, de soude et de chaux....	0.020
	Chlorures de sodium et potassium.........	0.103
	Silicates alcalin et alumineux..............	0.200
	Azotate	Ind. sens.
	Fer, manganèse, matière organique........	0.009
	Total..........	1.541

Acide carbonique libre : 0 l. 860.
Débit par 24 heures : 750 hectolitres.

Source Vignancourt.

Carbonate de chaux......................	0.600
— de magnésie...................	0.182
— de soude....................	0.790
Chlorure de sodium....................	0.035
Sulfates............................	traces
Résidu insoluble......................	0.036
Total............	1.733

Acide carbonique libre très abondant.

Eau bicarbonatée sodique et calcique gazeuse qui s'exporte en bouteilles.

Roanne. — Deux sources émergent du terrain d'alluvion. Leur composition paraît être identique.

1838. Chlorure de sodium....................	0.00022
Sulfate de soude......................	0.00732
Protoxyde de fer......................	0.01472
Crénate et carbonate de soude...........	0.00070
Oxyde de magnésium...................	0.00309
Acide crénique......................	0.05589
Total..........	0.08794

Acide carbonique .... quant. ind.

Eaux ferrugineuses crénatées.

Sail-les-Bains ou **Sail-lès-Château-Morand** (Arr. de Roanne). — Altitude : 250 mètres. L'établissement est alimenté par six sources.

Ces sources connues depuis longtemps sourdent d'une roche granitique au centre d'une vallée qui sépare le Forez du Bourbonnais.

Source Bellety. — Elle sort au contact du granit et du terrain tertiaire.

1851. Bicarbonate de chaux....................	0.110
— de magnésie.................	0.040
Sulfate de chaux, alumine, silice...........	0.050
Sel ammoniacal et potassique..............	indices.
Chlorure alcalin....................	0.012
Oxyde de fer carbonaté et crénaté..........	0.078
Manganèse....................	traces.
Matière organique	0.045
Total............	

Acide carbonique libre........................ 0,10
Température : 11°.
Débit par minute : 1 litre.

Eau ferrugineuse crénatée et carbonatée.

Sail-sous-Couzan (Arr. de Montbrison). — Les sources qui alimentent cette station thermale située à 400 mètres d'altitude jaillissent d'une roche granitique à base d'albâtre (granit porphyroïde). La plus anciennement connue est la source Fontfort, dont l'utilisation paraît remonter à 1642. Ce sont des eaux bicarbonatées sodiques mixtes très chargées d'acide carbonique.

Source Fontfort.

1844.	Bicarbonate de soude....................	0,527
—	de chaux...................	0,580
—	de magnésie...............	0,311
—	de potasse	0,257
—	de fer	0,008
Sulfate de soude........................		0,140
— de chaux...................		0,012
Silicates de soude, de chaux, d'alumine......		0,185
Chlorures de sodium et de potassium........		0,120
Chlorure de magnésium....................		0,030
	Total............	2,159

Température : 12°.
Débit par minute : 11 litres.

Source Brault. — Elle communique avec la source Bayon et la source Fontfort.

1884.	Bicarbonate de soude....................	0,527
—	de potasse................	0,257
—	de chaux.................	0,589
—	de fer...................	0,008
Sulfate de soude........................		0,140
— de chaux...................		0,012
Chlorure de sodium......................		0,120
Silicates de chaux, soude, alumine..........		0,185
	Total............	1,818

Débit par 24 heures : 10,320 litres.

Source Epezy. — Elle sourd d'une roche très dure

formée de quartz encaissée dans un granit altéré et sili-
sifié, en partie cimenté par la pyrite jaune. Un trou de
sonde de 13 mètres en assure le captage.

1884. Bicarbonate de soude	....	0.536
—	de potasse	0.230
—	de chaux	0.620
—	de magnésie	0.330
—	de fer	0.007
Sulfate de soude	....	0.160
—	de chaux	0.015
Chlorure de sodium	....	0.160
Silice	....	0.140
	Total	2.198

Température : 13°.
Débit par 24 heures : 2,800 litres.

Source la Beaume. — Elle a été captée dans une cas-
sure de granit contenant un remplissage brechiforme de
granit rouillé.

1887. Bicarbonate sodique	....	0.632
—	de potasse	0.245
—	de chaux	0.728
—	de fer	0.008
Sulfate de soude	....	0.140
—	de chaux	0.063
Chlorure de sodium	....	0.120
Silice	....	0.190
	Total	2.126

Débit par 24 heures : 11,800 litres.

Les eaux de Sail-sous-Couzan sont des eaux bicarbonatées sodiques, à minéralisation peu élevée, mais très
chargées d'acide carbonique qui tient facilement en dissolution le carbonate de protoxyde de fer qu'elles renferment et qui leur communique, outre les propriétés des
eaux alcalines, celles des eaux ferrugineuses faibles.

Elles s'exportent sur une grande échelle.

On les emploie non seulement en boissons mais encore
en bains, en douches qui doivent surtout leur action à
l'acide carbonique.

* **Saint-Alban** (Arr. de Roanne, comm. de Saint-Alban).
— L'établissement, situé à 400 mètres d'altitude, est alimenté par quatre sources qui sont connues depuis les Romains. Elles émergent au fond d'une petite fosse circulaire et s'élèvent dans des puits qui ont été forés à travers la terre végétale et les dépôts d'alluvion jusqu'à la roche porphyrique, à 7^m,50 environ de profondeur. Les griffons sortent du centre de ce porphyre.

1878.	Sources.		
	César.	Antonin.	Julia.
Bicarbonate de soude.......	0.8581	0.8550	0.8572
— de potasse.....	0.0834	0.0838	0.0870
— de chaux.......	0.9582	0.9473	0.9501
— de magnésie....	0.4577	0.4485	0.4550
— de fer.........	0.0233	0.0224	0.0220
Chlorure de sodium........	0.0301	0.0291	0.0304
Arséniate de soude.........	traces.		
Silice..................	0.0451	0.0454	0.0448
Matière organique.........	traces.		
Iodure de sodium..........	traces.		
Totaux.........	2.4339	2.4325	2.4465
Acide carbonique	1.9499	1.9773	1.9810

La composition des quatre sources étant identique, on a laissé les griffons communiquer entre eux et le débit total est de 34^l,5 par minute. La température est de 17°,2.

Ces eaux *qui s'exportent* sont utilisées en boissons, en bains, en douches, etc. De plus l'acide carbonique qui s'exhale des sources est aussi employé à l'extérieur en bains, etc., et en inhalations, et c'est aujourd'hui la base du traitement à Saint-Alban.

Prises en boissons elles sont utilisées dans les affections du tube digestif, la gastralgie, la dyspepsie.

Saint-Galmier (Arr. de Montbrison). — Cette petite ville, située à 400 mètres d'altitude, renferme dans son territoire un grand nombre de sources froides qui toutes proviennent de la même nappe souterraine, reposant sur le terrain granitique.

Ces eaux sont limpides, inodores, de saveur piquante, agréables au goût et très chargées d'acide carbonique qui les rend très légères.

Elles se conservent indéfiniment en bouteilles et leur exportation est énorme.

Elles sont exclusivement consommées en boissons. Par leur faible minéralisation et leur acide carbonique en excès, elles stimulent l'appétit, facilitent les digestions et sont par suite utiles dans les dyspepsies.

Source André. — Jaillit d'une roche granitique en dégageant une grande quantité d'acide carbonique.

1846. Bicarbonate de chaux.....................	0.9343
— de soude.....................	0.3450
— de potasse.....................	0.0100
Sulfates de chaux et de soude.............	0.3100
Chlorure de sodium.....................	0.4300
Nitrate alcalin.....................	0.0620
Silice, alumine.....................	0.0200
Oxyde de fer et matière organique.........	indices.
Total...........	2.1113

Acide carbonique libre..................... 1 volume.
Débit par 24 heures : 20,000 litres.

Source Badoit.

1847. Bicarbonate de chaux.....................	1.020
— de magnésie.....................	0.420
— de soude.....................	0.560
— de potasse.....................	0.020
— de strontiane.....................	traces.
Sulfate de soude..................... ⎱	
— de chaux..................... ⎰	0.200
Chlorure de sodium..................... ⎫	
— de magnésium..................... ⎬	0.480
— de calcium..................... ⎭	
Nitrate alcalin.....................	0.055
Silicate d'alumine.....................	0.134
Fer, matière organique.....................	traces.
Total...........	2.889

Air riche en oxygène...................... }   1 vol. 1/4 env.
Acide carbonique libre................... }
Débit par minute : 18 l. 7.

Source Fontfort.

1869. Bicarbonate de chaux..................... }	1.037
— de magnésie................. }	
— de soude.....................	0.238
— de strontiane.................	0.007
— de fer.................... }	0.009
— de manganèse................. }	
Nitrate de magnésie....................	0.060
Chlorure de sodium....................	0.116
Sulfate de soude.....................	0.079
— de chaux.....................	0.180
Phosphate soluble....................	traces.
Silice et alumine....................	0.036
Matière organique non azotée.............	0.024
Total.............	1.886

Acide carbonique libre....................   2.082
Température ; 7°.
Débit par minute : 10 l. 40.

Source Centrale et source Duret. — La source Centrale
est à 8m,55 de profondeur et elle prend son niveau à
1m,50 du sol ; — la source Duret est à 8 mètres de profondeur et sa puissance d'ascension la fait jaillir à 8 mètres du sol ; elle est beaucoup plus chargée en acide
carbonique que la précédente.

	Sources.	
	Centrale.	Duret.
1864. Résidu insoluble..............	0.018	0.530
Bicarbonate de chaux............	0.809	1.080
— de magnésie........	0.473	0.733
— de soude..........	0.368	0.604
— de protoxyde de fer...	0.087	0.108
Chlorure de sodium............	0.081	0.155
Sulfate de chaux..............	0.052	0.070
Matière organique.............	traces.	traces.
Totaux...............	1.928	2.780

Débit par 24 heures........... 25 m. cub.   12 m. cub.

Source Courbière. — Eau très gazeuse arrivant dans

un puits de 7 mètres de profondeur situé tout à côté des sources André et Badoit.

1866.	
Résidu insoluble	0.032
Alumine et oxyde de fer	0.020
Carbonate de chaux	0.790
— de soude	0.124
Sulfate de magnésie	0.726
Chlorure de sodium	0.214
Total	1.906

Débit par 24 heures : 12,000 litres.

Source des Hangars ou puits n° 5. — L'eau minérale a été rencontrée à une profondeur de 31 mètres dans un puits creusé au sein du granit éruptif.

Bicarbonate de chaux	0.8508
— de potasse	0.3350
— de soude	0.1797
— de magnésie	0.5420
Sulfate de soude	0.0396
— de chaux	0.0379
Silice et alumine	0.0580
Chlorure de sodium	0.1290
Lithine, strontiane, fer et matières organiques.	traces
Total	1.6730
Acide carbonique libre	1.440
Débit en 24 heures	86.400 litres.

Sources Mantiale et du Pont.

	Sources.	
	Du Pont.	Martiale.
1872. Résidu insoluble	0.018	0.045
Carbonate de chaux	0.660	0.710
— de magnésie	0.324	0.536
— de soude	0.493	0.439
Chlorure de sodium	0.005	0.200
Sulfate de soude	0.050	0.080
Sesquioxyde de fer	traces.	
Carbonate de protoxyde de fer		0.043
Totaux	1.640	2.053
Débit par 24 heures	12,000 lit.	1,000 lit.

Source Noël. — Obtenue en creusant un puits de

12^m,50 de profondeur sur la direction prolongée d'une ligne passant par les sources Martidle et Remy.

1° 1876. Résidu insoluble.....................	0.055
Carbonate de soude.....................	0.301
— de chaux.....................	0.700
— de magnésie.....................	0.409
Sulfate de soude.....................	0.080
Chlorure de sodium.....................	0.115
— de fer.....................	traces.
Total............	1.660

Acide carbonique libre ou combiné en poids : 3,62.
Température : 9°,75.
Débit par 24 heures : 28 à 80 mètres cubes.

2° CLOUET. Carbonate de soude.....................	0.300
— de chaux.....................	0.670
— de magnésie.....................	0.365
Sulfate de soude.....................	0.120
Chlorure de sodium.....................	0.056
— de fer.....................	traces.
Sulfate de chaux.....................	0.071
Silice.....................	0.030
Total............	1.612

Acide carbonique libre : 1,500 cent. cubes.

Cette eau s'exporte sur une grande échelle.
Source du puits Noël, n° 3. — Puits de 17 mètres.

1887. Bicarbonate de soude.....................	0.318
— de chaux.....................	0.777
— de magnésie.....................	0.389
Sulfate de soude.....................	0.050
Chlorure de sodium.....................	0.057
Total............	1.591

Débit par 24 heures : 12,000 litres.

Source Romaine. — Située à proximité d'anciens bains romains, elle émerge au fond d'un puits de 22 mètres par trois griffons sortant du granit rose altéré.

1855. Bicarbonate de chaux......................... 0.086
   —   de magnésie.................. 0.115
   —   alcalin...................... 0.128
Sulfate alcalin :............................... 0.115
 — de chaux......................... 0.180
Chlorure de sodium........................ 0.200

        Total............ 1.724

Acide carbonique libre en grande quantité.

Source Thiollière. — Eau très gazeuse, arrivant dans un puits de 11 mètres de profondeur creusé dans les porphyres.

1856. Résidu insoluble......................... 0.020
    Alumine et oxyde de fer.................. 0.020
    Carbonate de chaux 0.780
   —   de soude 0.089
    Sulfate de magnésie.................... 0.741
    Chlorure de sodium.................... 0.200

        Total............ 1.850

Débit par 24 heures : 22,000 litres.

HAUTE-LOIRE

Bas. — *Source Mautour.* — Cette source émerge d'une roche granitique dure ; elle est enfermée dans une construction en brique cimentée, et le bassin est divisé par une cloison correspondant à deux griffons distincts.

1873. Résidu insoluble......................... 0.055
    Bicarbonate de fer...................... 0.032
   —   de chaux...................... 0.039
   —   de magnésie.................. 0.022
    Sulfate de soude 0.056
    Arsenic, manganèse, chlore.............. traces.

        Total............ 0.204

Débit des deux griffons par minute : 2 l. 39 ; par 24 heures : 3,440 l.

Cette eau est insipide et laisse un dépôt ocracé dans les bouteilles.

Eau bicarbonatée ferrugineuse.

Prades (Cant. de Langeac, arr. de Brioude). — *Source Lorjailler*. — La source, située dans le ravin de la Besque, sort d'un granit à gros grains. L'émission de l'eau s'accompagne d'un dégagement assez considérable d'acide carbonique.

1880.		
Silice...............................	0.032
Fer.................................	0.048
Carbonate de chaux..................	0.064
— de magnésie	0.116
— alcalin.......................	0.914
Chlorure de sodium	0.150
Total.............	1.024

Température : 11°.
Débit par minute : 1/2 litre.

Eau alcaline gazeuse.

Source La Souveraine. — La source émerge de fissures dans le gneiss. Eau très gazeuse, laissant déposer sur son parcours des boues ferrugineuses.

1878.		
Bicarbonate de soude.................	0.750
— de chaux....................	0.220
— de magnésie.................	0.156
Sulfate de chaux....................	0.038
Chlorure de sodium..................	0.033
Fer et manganèse...................	traces.
Résidu insoluble....................	0.023
Total.............	1.231

Débit irrégulier et intermittent.
Débit moyen par minute : 4 litres

Eau alcaline gazeuse.

Vezezoux. — La *source du Cé* se trouve en face du hameau du Scay sur la rive gauche du ruisseau d'Estandole. Elle émerge par une fissure ouverte dans un terrain de micaschiste, sur lequel est établi un réservoir rectangulaire en ciment.

1865. Carbonate de soude	....	0.6829
— de potasse	....	0.0685
— de chaux	....	0.2910
— de fer	....	0.0022
Sulfate de soude	....	0.0540
Chlorure de sodium	....	0.0173
Silice et alumine	....	0.0691
	Total...........	1.1850

Température : 10°.

Débit par 24 heures : 5,560 litres.

Eau alcaline gazeuse.

LOZÈRE

Laval-Atger (Cant. de Grandrieu, arr. de Mende). — Trois sources émergent sur la rive droite de la rivière de Grandrieu dans une excavation creusée dans un mica-schiste quartzeux.

1° *Source La Souveraine.* — La plus importante, connue de temps immémorial ;

2° *Sources Sainte-Justine et Sainte-Eulalie.* — Jaillissent de bas en haut d'une fissure de la roche.

	Sources.		
	La Souveraine.	Sainte-Justine.	Sainte-Eulalie.
1860. Carbonate de chaux	0.420	0.408	0.462
— de soude	0.008	0.007	0.007
— de magnésie..	0.150	0.148	0.162
— de fer... ...	0.011	0.007	0.009
Sulfate de chaux.......	0.003	0.004	0.003
— de magnésie....	0.001	0.003	0.001
Chlorure de sodium....	0.012	0.011	0.000
Silice...............	0.048	0.042	0.034
Totaux...........	0.653	0.630	0.678

Acide carbonique libre abondant.

Débit par 24 heures.... 2,318 l.   340 l.   340 l.

Eau bicarbonatée calcique.

+ Quézac. — Eau fortement gazeuse sortant du calcaire du lias.

1860.	Bicarbonate de soude....................	0.650
—	de potasse....................	0.090
—	de chaux....................	0.840
—	de magnésie....................	0.300
—	de protoxyde de fer....................	0.018
	Sulfates de soude et de chaux..............	0.181
	Chlorures de sodium, calcium et magnésium.	0.170
	Silicate et matière organique..............	0.060
	Total.............	2.309

Acide carbonique libre.................... 2/3 du vol.
Température : 10°.
Débit par minute : 6 litres.

Eau bicarbonatée sodique et ferrugineuse.

NIÈVRE

Fourchambault. — *Source Mimot.* — Cette eau se trouve dans un puits de 17ᵐ,60 de profondeur creusé dans le terrain jurassique ; elle est acidulée par l'acide carbonique.

1864.	Résidu insoluble....................	0.024
	Sulfate de chaux....................	0.074
—	de magnésie....................	0.504
	Carbonate de chaux....................	0.870
—	de soude....................	0.903
	Chlorure de sodium....................	0.425
	Alumine et oxyde de fer....................	0.010
	Total.............	2.810

Température : 11°.
Débit par minute : 2 l. 8.

Eaux bicarbonatées calciques gazeuses.

Source Montupet. — Cette source a été obtenue par un sondage poussé jusqu'à 19 mètres de la surface du sol ; elle jaillit à travers un banc de marne dure et fournit une eau fortement chargée d'acide carbonique.

1870. Résidu insoluble.......................... 0.018
    Carbonate de chaux..................... 0.770
       —   de magnésie..................... 0.230
    Sulfate de chaux........................ 0.074
    Chlorure de sodium..................... 0.022
    Oxyde de fer 0.010
    Carbonate de soude..................... 0.176

                       Total............ 1.300

Température : 11°.
Débit par minute : 2 l. 5.

Eaux bicarbonatées calciques, gazeuses.

Pougues (Arr. de Nevers). — Les sources émergent du terrain jurassique. Elles sont bicarbonatées, calciques, acidules.

+ *Source Seltz.* — Trouvée près de la gare du chemin de fer, par un sondage de 17 mètres de profondeur dans un terrain argilo-calcaire.

1867. Résidu insoluble........................ 0.029
    Carbonate de chaux .... }
       —   de magnésie................... } 1.225
       —   de soude 0.400
    Chlorure de sodium..................... 0.107
    Sulfate de chaux....................... 0.149

                       Total............ 1.910

Température : 12°.
Débit par 24 heures : 37 mètres cubes.

Cette eau est très chargée d'acide carbonique.

+ *Source Lamartine.* — Captée à une profondeur de 17 mètres.

1869. Résidu insoluble........................ 0.020
    Carbonate de soude 0.356
       —   de chaux 0.663
       —   de magnésie................... 0.218
    Sulfate de chaux....................... 0.130
    Chlorure de sodium 0.059
    Oxyde de fer .... traces.

                       Total............ 1.446

Température : 14°.
Débit par 24 heures : 7,500 litres.

PUY-DE-DOME

Augnat (Arr. d'Issoire, cant. d'Adres). — *Sources du Cerisier et de la Colline.*

La *source du Cerisier* s'échappe d'une fissure au pied de la falaise qui borde la vallée de la Couze, constituée par un gneiss gris.

La *source de la Colline*, en contre-haut de la première, provient d'une faille presque verticale, parallèle au lit de la rivière.

	Source Cerisier.
1884. Silice................................	0.0760
Carbonate de chaux......................	0.0324
— de fer........................	0.0002
— de manganèse.................	0.0084
— de soude......................	0.6271
— de potasse....................	0 4764
— de lithium....................	0.01 0
Sulfate de chaux.......................	0.0345
Chlorure de sodium.....................	0.8842
Acide phosphorique.....................	traces.
Total...........	1.0330
Acide carbonique libre.................	0.3511

Température : 19°,5.
Débit par 24 heures : 31,248 litres.

Eau alcaline ferrugineuse.

Chateldon. — Sort d'un terrain primitif (granit).

1837. Bicarbonate de chaux.................	0.9539
— de magnésie................	0.1242
— de soude...................	0.5560
Sulfate de chaux....................... }	0.0700
— de soude......................... }	
Chlorure de sodium..................... }	0.0450
— de magnésium .... }	
Carbonate de fer.......................	0.0107
Silice, alumine........................	0.0360
Matières organiques....................	0.0300
Total...........	1.8258
Acide carbonique libre..................	0.6587

*Clermont-Ferrand. — Cette ville renferme les trois sources suivantes qui sont employées par les habitants des environs. Elles sortent d'un terrain tertiaire.

	Sources.	
	Sainte-Claire.	Jaude.
Bicarbonate de chaux	1.337	0.944
— de magnésie	0.056	0.400
— de soude............	0.632	0.300
— de potasse	0.023	0.031
— de fer.............	0.051	0.048
— de manganèse.......	traces.	traces.
Chlorure de sodium	0.474	1.147
Sulfate de potasse	0.077	0.105
— de strontium	0.002	0.004
Phosphate de soude, silice, alumine, etc................	traces.	traces.
Résidu fixe....................	2.812	1.421
Acide carbonique libre..........	0.751	1.752
Température	27°	21°,2

L'eau de Sainte-Allyre forme sur les objets des dépôts composés de carbonate de chaux colorée par l'oxyde de fer, et on utilise cette propriété pour obtenir des incrustations fort délicates. Elle est claire, de saveur ferrugineuse et d'une odeur de fer très marquée.

Elle s'emploie à l'extérieur contre la chlorose, les rhumatismes, la scrofule.

Il existe un établissement thermal.

La source Jaude est transparente, incolore, inodore, de saveur ferrugineuse.

En boisson contre l'anémie, la chlorose, la scrofule, les affections chroniques de l'urèthre et de la vessie.

Elle se débite en boissons.

Source Sainte-Anne. — Captée dans un puits de 18 mètres de profondeur dans le quartier Pont-de-Naud.

1800. Bicarbonate de chaux	1.162
— de soude.....................	0.144
— de magnésie..................	0.309
— de lithine...................	0.004
A reporter.......	1.619

	Report......	1.619
Azotate de potasse..........		0.081
— de soude............		0.095
Sulfate de soude...........		0.218
Chlorure de sodium.........		0.088
Silice....................		0.036
Matières organiques........		0.028
	Total........	2.157

Acide carbonique libre.................	0.869

Débit par 24 heures : 144 litres,
Température : 12°.

Eau bicarbonatée calcique.

—Coudes (Arr. d'Issoire). — Deux sources : *la Saulaie* et la *Fontaine Jaillissante*, sortent du terrain primitif (granit).

Source Fontaine Jaillissante.

1859.	Bicarbonate de soude...........		0.620
	— de potasse...........		0.260
	— de chaux.............		0.513
	— de magnésie..........		0.190
	Arséniate de soude...........		indices.
	Sulfate de soude............		0.100
	— de chaux...........		
	Chlorure de sodium...........		0.600
	Silice et silicate, alumine......		
	Phosphate terreux, oxyde de fer, matière		0.080
	organique.....................		
		Total........	2.363

Acide carbonique libre.................	1.620

Température : 15°.
Débit par 24 heures : 25,900 litres.

Ces eaux froides acidulées bicarbonatées, sodiques et calcaires, arséniatées, sont employées dans les affections catarrhales des bronches et de la vessie.

Enval. — Source captée à l'extérieur d'un puisard en ciment reposant sur la roche. Elle s'échappe d'une fis-

sure de la partie centrale du bassin avec dégagement
abondant de CO_2.

884. TAUCHOT. Bicarbonate de soude............	}	0.180
— de potasse		
— de chaux.............		0.936
— de magnésie.............		0.182
— de fer		0.022
Sulfate de soude..........		0.053
Chlorure de sodium...............		0.057
— de lithium.............		0.014
Arséniate de soude...............		traces.
Silice............................		0.090
Matière organique..................		traces.
Total...........		2.684
Acide carbonique libre.............		1.170

Température : 16°.
Débit : 9,564 litres.

Eau bicarbonatée calcique gazeuse.

Grandrif (Cant. d'Ambert). — L'eau de Grandrif sourd
du terrain primitif et de la roche de gneiss qui constitue
la presque totalité du sol de la contrée; elle est parfaitement captée.

1854. Bicarbonate de soude.....................	0.433
— de potasse	0.027
— de chaux...................	0.360
— de magnésie...................	0.168
— de fer et de manganèse........	0.003
Chlorures et sulfates alcalins..............	0.051
Silice, alumine, phosphate, lithine, matière organique..........................	0.050
Arsenié..............................	ind. lég.
Total...........	1.072

Acide carbonique libre : environ 3/4 du volume d'eau.
Température : 10°.
Débit par minute : 8 litres.

Eaux carboniques légèrement ferrugineuses et arse-
nicales.

Saint-Diéry. — La *Source Renlaigue* jaillit d'un tersain basaltique et granitique avec un abondant dégagement d'acide carbonique.

1872. Résidu insoluble (silice)	0.069
Alumine	0.012
Carbonate de protoxyde de fer.............	0.081
— de chaux	0.216
— de magnésie...................	0.247
— de soude.....................	0.417
Sulfate de soude........................	0.024
Chlorure de sodium	0.431
Total.............	1.497

Acide carbonique libre : 3.352. En volume : 1 l. 695cc.
Température : 12°.
Débit par minute : 40 litres.

Cette eau ferrugineuse acidulée tient facilement le fer en dissolution par son excès d'acide carbonique.

Saint-Ours. — Altitude 675 mètres. — *Sources d'Auchol et de Châteaufort.* — Elles sortent du stéo-schiste et du terrain granitique avec mica schisteux. Elles sont très chargées d'acide carbonique.

	Sources.	
	+ D'Auchol.	Châteaufort.
1863. Résidu insoluble.............	0.085	0.060
Bicarbonate de chaux..........	0.423	0.653
— de magnésie	0.204	0.364
— de soude..........	0.008	0.842
Sulfate de soude	0.080	0.092
Chlorure de sodium	0.074	0.145
Oxyde de fer, acide phosphorique.	traces.	0.045
Totaux.................	1.574	2.201

Température : 13°,8.
Débit par minute............. 60 l. 20 l.

+ *Source Javelle.*

O. HENRY. Bicarbonate de soude	0.870
— de chaux	0.449
— de magnésie	0.169
Sulfate de soude	0.132
Chlorure de sodium	0.120
— de potassium	traces.
Silice	0.085
Oxyde de fer	traces.
Matière azotée	0.105
Totaux	1.930
Acide carbonique libre	0cc,128
Température	12°
Débit par minute	60 l.

Eau bicarbonatée mixte.

RHONE

Bully-sur-Arbresle. — Deux sources : la *source Sainte-Marie* qui sort des parois d'un puits de 10 mètres avec galerie de 8 mètres, et la *source Mathieu-César* qui sort d'une fente de granit.

	Sources.	
	Sainte-Marie.	Mathieu-César.
1888. Carbonate de chaux	0.101	0.032
— de magnésie	0.009	0.009
Sulfate de soude	0.001	0.049
Phosphate de soude	0.006	0.006
Chlorure de sodium	0.046	0.021
Peroxyde de fer	0.023	0.017
Silice et alumine	0.031	»
Arsenic	0.0003	0.0002
Totaux	0.3073	0.1342
Débit par 24 heures	1,000 l.	800 l.

Ces eaux bicarbonatées, ferrugineuses, arsenicales, s'emploient contre l'anémie consécutive au séjour dans les pays chauds et dans la cachexie paludéenne.

+ **Charbonnières.** — Deux sources, la *source Laval* et la *source Nouvelle* ou *Cholat*, émergeant du porphyre granitoïde, alimentent l'établissement thermal; elles sont bicarbonatées, ferrugineuses, carboniques.

GLÉNARD. Bicarbonate de protoxyde de fer...........	0.041
— de soude....................	0.017
— de chaux....................	0.050
— de magnésie	0.006
Sulfate de chaux...................	traces.
Chlorure de sodium....................	0.008
Silice............................	0.022
Alumine	0.009
Matières organiques....................	quant. not.
Total............	0.153

Température : 12°.
Débit par minute : 55 litres.

Acide carbonique	0.034
Azote...........................	0.024
Oxygène........................	0.001
Total..............	0.059

Employées en bains, douches et boissons contre l'anémie et les dyspepsies.

*Neuville-sur-Saône.** — Cette eau ferrugineuse provient de trois sources espacées entre elles de 100 mètres, les *sources des Terrières, de Villeroy et de Vimini.*

1860. Bicarbonate de chaux....................	0.2480
— de magnésie.................	0.1020
— et crénate de protoxyde de fer..	0.1400
— et crénate et manganèse.......	sens.
Principe arsenical et manganèse...........	traces.
Sulfates de soude et de chaux...............	0.0210
Chlorures de sodium et de calcium.........	0.0140
Crénate et carbonate de soude	0.0800
Acide silicique, alumine et matière organique.	0.0520
Total...........	0.6520

Acide carbonique libre...................	0.0300
Azote...........................	indéter.

Température : 17°.
Débit par 24 heures : 70,000 litres.

Saint-Didier au Mont-d'Or. — La *source La Roche-Cardon* légèrement gazeuse coule en nappe suivant la direction d'un banc de marne bigarrée reposant sur le granit et formant la base du calcaire jurassique dont se compose le Mont-Dore du Rhône.

1850. Bicarbonate de chaux	....	0.350
—	de magnésie.....................	0.017
—	de protoxyde de fer...........	0.031
—	de manganèse.................	0.021
Alumine	....	0.015
Chlorure de sodium, hyposulfite de soude, phosphate, matière organique...........		0.055
	Total...........	0.489

Acide carbonique libre.................. faible quant.
Température : 12°.
Débit par 24 heures : 1,500 litres.

Eau bicarbonatée calcique ferrugineuse.

Saint-Genis-les-Olliéres. — La *source la Garenne* coule dans le sable au-dessous de l'argile bleue et d'une couche de 1m,30 de terre végétale.

1864. Bicarbonate de protoxyde de fer...........		0.099
—	de chaux	0.106
—	de magnésie	0.033
Chlorure de sodium	....	0.014
Matière organique et ammoniaque		0.100
Résidu insoluble	....	0.020
	Total...........	0.372

Débit par heure : 120 litres.

Eau bicarbonatée ferrugineuse.

Sarcey (Cant. de l'Arbresle). — La *source les Quartiers* source émerge à 1 mètre environ au-dessous du niveau du sol dans un pré, et sort d'un terrain de nature argileuse en dégageant des bulles gazeuses assez abondantes.

1850. Bicarbonate ferreux avec traces de manganèse.　0.049
　　Bicarbonates de chaux et de magnésie......　0.067
　　Sulfates de chaux, de soude et de magnésie..　0.040
　　Chlorures alcalins et terreux..............　0.080
　　Alumine, silice, phosphate et matière orga-
　　　nique..................................　0.060
　　　　　　　　　　　Total...........　0.246

Acide carbonique libre.................. 1/6 de vol.
Température : 14°.
Débit par 24 heures : 900 litres.

Source ferrugineuse saline.

SAONE-ET-LOIRE

Saint-Christophe-en-Brionnais. — *La source Saint-Christophe* sort du granit.

1850. Bicarbonates de chaux et de magnésie ......　0.040
　　Sulfate de chaux.....................　0.020
　　Chlorure de sodium...................　0.022
　　Silice et alumine....................　0.011
　　Oxyde de fer carbonaté et crénaté.........　0.070
　　Manganèse et principe arsenical ....　tr. sens.
　　　　　　　　　　　Total...........　0.163

Acide carbonique libre.................. 1/12 du vol.
Température : 15°.
Débit par minute : 4 litres.

Eau ferrugineuse.

RÉGION DU SUD-OUEST OU DES PYRÉNÉES.

ARIÈGE.

Foncirgue (Comm. de Peyrat, cant. de Mirepoix, arr. de Pamiers). — Les sources qui alimentent l'établissement thermal sont au nombre de trois et sourdent des couches supérieures du calcaire à milliolithes.

	Sources.	
	Des Bains.	La Buvette.
1880. Carbonate de chaux............	0.282	0.425
Sulfate de chaux..............	0.066	0.047
Carbonate de magnésie.........	0.066	0.100
Oxyde de fer..................	0.004	0.004
Silice........................	0.010	0.010
Chlorure de sodium............	0.003	0.004
Matière organique, perte........	0.039	0.014
Totaux............	0.470	0.604

Température : 18°.
Débit par minute : 17 litres.

Ces eaux alcalines, ferrugineuses, sont usitées comme diurétiques dans la gravelle, et comme alcalines dans les dyspepsies acides.

+ **Ornolac.** — Cette source située en face des bains d'Ussat, de l'autre côté de l'Ariège, a été obtenue en creusant un puits de 2^m,30 de profondeur. Elle se rapproche par ses caractères et sa composition de l'eau d'Ussat et présente les mêmes propriétés

1868. Résidu insoluble....................... 0.030
Sulfate de chaux...................... 0.748
Carbonate de chaux.................... 0.070
— de magnésie.................. 0.103
— de soude..................... 0.050
Chlorure de sodium 0.049

Total............ 1.050

Température : 32°,5.
Débit par minute : 200 litres.

Sentein (Arr. de Saint-Girons). — A son point d'émergence, l'eau minérale de Sentein, qui sort du terrain silurien inférieur, dégage une certaine quantité d'acide carbonique.

1854. Bicarbonates de chaux et de magnésie...... 0.1620
Sulfates de chaux, soude et magnésie..... } 0.1900
Chlorures de sodium, calcium et magnésium. }
Crénate alcalin et sel de potasse.......... indiqué.
Sesquioxyde de fer..................... 0.0590
Acide silicique, alumine, matière organique,
arsenic 0.0007

Total.......... 0.4117

Acide carbonique libre.................. 1/8 du vol.
Température : 12°,4.
Débit par minute : 11 litres.

M. Ribout, sous la direction de Wurtz, a démontré que cette eau, assez riche en fer, contient environ 1/100 d'arsenic combiné à ce métal.

Cette eau ferrugineuse s'exporte.

+ *Saint-Girons. — Sources Régaleich.*

1883. Bicarbonate de chaux...................... 0.127
— de magnésie.................. 0.039
— de protoxyde de fer............ 0.014
— de manganèse................. traces.
— de lithine................... traces.
Sulfate de chaux...................... 0.021
— de soude..................... 0.008
— de potasse................... traces.

A reporter........ 0.209

Report.......	0.209
Chlorure de sodium.......................	0.007
Iode.......................................	traces.
Matière organique........................	0.038
Silice.....................................	0.007
Arsenic, cuivre..........................	traces.
Ammoniaque.............................	0.001
Total...........	0.263

Acide carbonique libre...................	0.048

Débit par minute : variant de 15 à 60 litres.

Ces eaux faiblement minéralisées sont légèrement ferrugineuses, gazeuses, et facilement supportées par l'estomac.

Ussat (Arr. de Foix). — Altitude : 454 mètres. — L'établissement est alimenté par des eaux émergeant d'un terrain placé à la jonction des calcaires du lias et des schistes supraliasiques.

Cette eau est limpide, inodore, insipide, onctueuse.

Fumol. Acide carbonique........................	16cc,57
Azote..................................	20°,38
Oxygène..............................	1 ,05
Total...........	38cc,00

Carbonate de chaux.....................	0.6995
— de magnésie..............	traces.
— de soude.................	0.0381
— de fer...................	traces.
Sulfate de soude.......................	0,0583
— de potasse..............	0.0200
— de chaux................	0.1020
— de magnésie.............	0.1791
Chlorure de magnésium	0.1420
Matière organique, perte................	0.0471
Total...........	1.2701

Débit par minute : 570 litres.

Ces eaux laissent un sédiment composé de :

13

Alumine...	40
Carbonate de chaux...............................	20
Sulfate de soude..................................	10
Fer oxydé...	2
Silice...	28
Total...............	100

Traces d'arsenic.

Eaux bicarbonatées calciques, sulfatées magnésiennes. Leur thermalité varie de 30° à 40°.

Elles sont employées surtout pour l'usage externe.

Usson (Comm. de Rouze). — La source *La Buvette* sort d'une roche argilo-siliceuse de calcaire coloré en noir à la jonction du granit et du terrain silurien supérieur.

1877.	Silice	0.053
	Chaux..	0.012
	Magnésie.....................................	traces.
	Soude	0.040
	Acide sulfurique	0.014
	Chlore.......................................	0.005
	Acide carbonique.............................	0.066
	Arsenic	traces.
	Total............	0.190

Température : 27°.
Débit par minute : 8 l. 50.

Cette eau est limpide et laisse dégager des gaz.

Elle est alcalino arsenicale.

D'après O. Henry elle renfermerait du sulfure de sodium. Sa composition est encore mal connue.

Trois sources prennent naissance dans l'établissement et alimentent les bains. Ce sont la *Fontaine des Plaies*, température 24°, débit par minute 10 litres, et deux sources non dénommées avec 20° de température et un débit de 21 litres par minute.

La quatrième source alimente la buvette.

C'est celle dont nous avons indiqué l'analyse.

AUDE

Alet (Arr. de Limoux). — 210 mètres d'altitude.

Ces eaux, très anciennement connues, étaient employées par les Romains.

Les sources sont au nombre de trois : deux alimentent les bains, les piscines ; la troisième se débite en boissons. Ces eaux sont claires, limpides. Celles qui sont prises en boissons se transportent en bouteilles.

Ces eaux, *bicarbonatées calciques*, sont utiles dans les affections de l'estomac, la dyspepsie ; et la source ferrugineuse, dans la chlorose et l'anémie. En raison de leur faible minéralisation, elles peuvent être employées avec succès pour le lavage de la vessie. L'acide carbonique qu'elles renferment les rend digestives, tout en n'étant pas en excès.

Les eaux d'Alet s'exportent en bouteilles.

Source Communale des Eaux-Chaudes.

1890. CARNOT. Résidu fixe................	0.2430
Silice........................	0.0230
Bicarbonate de protoxyde de fer......	0.0048
— de magnésie...........	0.0541
— de chaux..............	0.2045
Sulfate de chaux..................	0.0198
Chlorure de potassium	traces.
— de sodium...............	0.0183
Matières organiques...............	0.0024
Total...........	0.4326
Acide carbonique libre..............	0.1522

Source ferrugineuse ou eau rouge.

1854. Bicarbonates de chaux, de magnésie	0.225
Sulfates de chaux, de soude, de magnésie....	0.000
Chlorure de sodium, sels de potasse	
Phosphate soluble et insoluble...........	0.050
Silice, alumine	
Matière organique, fer (indice), perte......	
Sesquioxyde de fer...................	0.024
Total...........	0.399

Acide carbonique...................... sensible.
Température : 10 à 11°.
Débit par minute : 400 litres.

Une analyse de Filhol (1877) indique la composition suivante :

	Sources.	
	Des Bains.	Nouvelle.
Bicarbonate de chaux	0.2702	0.2206
— de magnésie	0.1081	0.1052
— d'ammoniaque......	0.0001	0.0054
— de fer..............	0.0050	0.0080
— de manganèse......	0.0013	0.0011
— de lithine..........	traces.	traces.
Chlorure de sodium...........	0.0423	0.0330
Ioduro......................	traces.	traces.
Sulfate de chaux.............	0.0202	0.0225
Azotate de potasse	0.0022	0.0010
Silicate de potasse............	0.0072	0.0070
— de chaux............	0.0255	0.0163
Phosphate de chaux...........	0.0200	0.0185
Arsenic......................	0.0001	0.0001
Cuivre......................	»	traces.
Matières organiques...........	traces.	traces.
Totaux...............	0.5181	0.4405
Acide carbonique libre.........	0.0589	

Campagne. — Les sources *la Buvette* ou *Fontaine* et *Pont-Thérèse* sortent du terrain crétacé supérieur et alimentent l'établissement thermal.

Source Buvette.

1861. Filhol. Carbonate de chaux...................	0.5460
— de magnésie..............	0.0320
— de fer...................	0.0050
— de manganèse............	traces
Sulfate de magnésie................	0.1700
— de soude..................	0.0840
— de chaux..................	0.0580
— de potasse................	0.0100
A reporter.......	0.7050

Report.....	0.7050
Chlorure de sodium................	0.0350
— de potassium..............	0.0120
— de magnésium	traces.
Silice........................	0.0200
Fluorure de calcium, acide arsénique ..	traces.
Matière organique................	0.0320
Total..........	0.8040
Acide carbonique	98cc
Azote............................	24.50
Oxygène	1.50

Source du Pont-Thérèse.

1857. Fɪʟʜoʟ. Carbonate de chaux	0.320
— de magnésie	0.025
Sulfate de magnésie............	0.156
— de potasse................	0.015
— de soude................	0.067
— de chaux................	0.038
Chlorure de sodium	0.069
— de potassium...........	0.003
— de magnésium............	0.004
Silice........................	0.007
Carbonate de fer................	0.044
Chlorure, manganèse, iodure de fer.....	traces.
Matière organique................	0.031
Total	0.770
Acide carbonique libre..............	108cc
Oxygène	2
Azote............................	20

Température : 28°,3.
Débit par minute : 200 litres.

Eaux bicarbonatées calciques magnésiennes, légèrement ferrugineuses, s'administrant en bains et en boissons contre la chlorose et les troubles concomitants.

Ginoles (Arr. de Limoux). — L'établissement est alimenté par deux sources dont les eaux sont limpides, inodores, de saveur atramentaire. Elles sortent au contact des schistes du gault et des schistes de transition.

	Sources.	
	Buvette.	Des Bains.
River. Sulfate de magnésie	0.303	0.180
— de chaux	0.025	0.145
— de soude	0.020	0.030
Bicarbonate de chaux	0.150	0.200
Chlorures	traces.	traces.
Totaux	0.498	0.555
Acide carbonique libre	0.075	0.045
Température	26°	32°

Cette eau sulfatée magnésienne faible, d'une température de 20° à 38° est employée comme diurétique dans la gravelle et comme laxative à hautes doses.

Rennes (Arr. de Limoux). — L'établissement, situé à 319 mètres d'altitude, renferme des buvettes et des bains alimentés par cinq sources, dont trois thermales, et deux froides, qui émergent du terrain crétacé moyen.

	Bain	
	des Ponts.	des Cercles.
1839. Carbonate de chaux	0.140	0.060
— de magnésie	0.070	
Chlorure de sodium	0.060	0.050
— de magnésium	0.150	0.140
— de potassium	»	»
Sulfate de soude	0.120	0.100
— de magnésie		
— de chaux	0.025	0.084
— de fer		0.150
Silice	0.050	0.017
Alumine		
Oxyde de fer	0.008	0.002
Manganèse	»	»
Matière organique	0.030	bitum.
Totaux	0.648	0.603
Température	12°	12°

Fontaine d'Amour. — Source située sur la rive gauche du ruisseau de la Sils. Elle sourd d'un grès compact, appartenant au terrain crétacé inférieur, probablement cénomanien; elle est reçue dans un réservoir cimenté et sort par un tube en grès plongeant dans l'eau à l'intérieur.

1886.	Carbonate de chaux.......................	0.028
—	de magnésie.....................	0.001
	Peroxyde de fer et alumine.....	0.035
	Sulfate de chaux.........................	0.087
	Carbonate alcalin	0.029
	Chlorure de sodium.......................	0.050
	Silice....................................	0.010
	Total..............	0,240

Acide carbonique libre.
Température : celle de l'air ambiant.
Débit par 24 heures : 28,800 litres.

La *source Marie* a donné à l'analyse les chiffres suivants :

1886.	Silice....................................	0.010
	Bicarbonate de chaux	0.464
—	de magnésie...................	0.023
	Sulfate de chaux........................	0,013
—	de magnésie....................	0.084
	Chlorure de magnésium..................	0.010
—	de potassium................	
—	de sodium...................	0.180
	Total..............	0,784

Température : 87°.
Débit par 24 heures : 240,000 litres.

Ces eaux sont difficiles à classer, étant à la fois bicarbonatées, sulfatées et chlorurées; elles sont toniques et légèrement reconstituantes.

AVEYRON

Camarés. — Trois sources ferrugineuses, gazeuses, sortant des grès bigarrés, *Madeleine*, *Rose* et *Princesse*, présentant une richesse ferrugineuse en quelque sorte graduée.

Elles émergent du grès bigarré.

	Sources.		
	Madeleine.	Rose.	Princesse.
1848. Bicarbonates de chaux et de magnésie..............	0.860	0.848	0.271
Bicarbonate de protoxyde de fer...................	0.106	0.064	0.060
Sulfates de soude et de chaux....................	0.240	0.200	0.146
Chlorures de sodium, de calcium et de magnésium.	0.000	0.092	0.087
Silice, matière organique..	0.055	0.050	0.050
Totaux..............	0.851	0.754	0.614
Acide carbonique libre....	1/3 vol.	1/3 vol.	1/3 vol.
Température.............	12°	12°	12°
Débit par minute.........	1 l.	1 l.	0 l. 6

Ces eaux sont alcalines ferrugineuses.

Cassuéjouls (Arr. d'Espalion). — Cette source sort du fer spathique accompagné de calcaire et de silice (terrain tertiaire et dépôts diluviens).

1847. Bicarbonate de chaux................... ⎫	
— de magnésie................ ⎰	0.080
Crénate et bicarbonate de fer..............	0.086
— de fer...................	0.289
Chlorure de sodium....................	0.060
Un sel de potasse....................	indiqué.
Sulfate de chaux....................	peu.
Silice, alumine	0.074
Manganèse....................	»
Principe arsenical....................	traces.
Total............	0.509

Azote...................................... traces.
Acide carbonique libre................... 2/3 du vol.
Température : 12°.

Sylvanès (Arr. de Saint-Affrique). —Quatre sources sortent de terrains de transition regardés comme siluriens, *les Moines, les Petites Eaux, les Petites Piscines, les Bains Nouveaux.*

Cauvy. Carbonate de chaux............	0.2280
— — de magnésie.....................	0.0905
— — de fer.......................	0.0210
— — de manganèse	0.0161
Arséniate de magnésie...................	
— de fer	0.0160
Sulfate de soude.............	0.0769
Chlorure de sodium...................	0.3671
Silice...........................	
Silicate de chaux...............	0.0476
— de magnésie...................	
Alumine, matière organique.............	0.2218
Total..........	1.0850

Leur température oscille entre 31 et 36°.
Le débit total par minute est de 48 litres.

Ces eaux alcalines ferrugineuses thermales donnent à leur température l'avantage de ne pas constiper comme les eaux ferrugineuses froides. Elles sont toniques, reconstituantes.

Taussac. — Les sources de Pouchicoux émergent sur le versant nord d'un petit ravin, au point de jonction du terrain primitif avec les terrains plus récents.

La source Bertezène est la plus pure.

	Sources.		
	Combelou.	Pouchicoux.	des Bains.
1865. Résidu insoluble	0.032	0.018	0.010
Alumine et oxyde de fer.	0.008	0.053	0.110
Bicarbonate de chaux....	0.777	0.749	0.605
— de magnésie.	0.849	0.440	0.352
Sulfate de soude	0.130	0.140	0.158
Chlorure de sodium	0.018	0.019	0.015
Totaux.............	1.808	1.419	1.310

Température : 11 à 12°,
Débit par minute...... 11.80   2 litres.   15 litres.

Ces eaux dégagent en grande abondance de l'acide carbonique en jaillissant du sol.

Elles sont acidulées calcaires magnésiennes ferrugineuses.

CREUSE

Évaux (Arr. d'Aubusson).

Source du Puits-César.

1879. Sulfate de soude.................................. — de potasse...............................	} 0.005
Chlorure de sodium.........................	0.107
— de potassium.......................	0.006
Silicate de soude...........................	0.017
Bicarbonate de soude....	0.030
— de chaux......................	0.152
— de magnésie	0.045
— de fer........................	0.004
Sulfate de chaux...........................	0.020
Résidu total............	0.466

Température : 37°.
Débit par 24 heures : 20,160 litres.

La source Sainte-Marie et celle des Jeunes-Filles ont la même composition que les autres.

GARD

Saint-Félix-des-Paillières (Arr. du Vigan).

1844. Bicarbonates de chaux et de magnésie........	0.088
Bicarbonate de soude.....................	0.021
— du protoxyde de fer............	0.046
Crénate de fer............................	0.003
— et silicate de soude	0.108
Sulfates de soude et de chaux	0.030
Chlorure de sodium.......................	0.085
— de potassium	0.005
Silicates de chaux et d'alumine...........	0.025
Total............	0.406

Acide carbonique libre......................... 1/10 du vol.

Cette eau légèrement ferrugineuse bicarbonatée est employée contre la chlorose et la dyspepsie.

Source Magnanville. — Elle est située à 200 mètres du hameau et sourd des marnes du trias.

1877. Carbonate de chaux		0.064
— de magnésie		0.033
— de fer		0.045
Sulfate de chaux		0.025
Chlorure de sodium		0.076
Résidu insoluble		0.022
Total		0.265

Acide carbonique en excès.
Température : 15°.
Débit par minute : 5 l. 5.

Cette eau gazeuse, ferrugineuse, est limpide, mais à l'air elle abandonne un dépôt ocracé.

Vergèze. — *Source Gravier.* — Elle prend naissance au fond d'un grand bassin d'où elle sort en bouillonnant. Le terrain est formé d'argiles et de sables subapennins.

1868. Silice		0.016
Bicarbonate de chaux		1.477
— de magnésie		0.082
Sulfate de chaux		0.129
Chlorure de sodium		0.059
Oxyde de fer		traces.
Total		1.763

Température : 16°.

Eau bicarbonatée calcique très chargée d'acide carbonique.

La *source Daunis* a été rencontrée en forant dans les argiles alluviennes un puits de 4m,30 de profondeur, jusqu'aux cailloux blancs du subapennin.

1878. Carbonate de chaux		0.691
— de magnésie		0.095
Sulfate de chaux		0.240
A reporter		1.026

Report.......	1.026
Chlorure de sodium	0.064
Résidu insoluble........................	0.010
Total............	1.100

Température : 14°.
Débit par minute : 6 litres.

Eau carbonatée calcique acidule gazeuse.

Débit non déterminé mais suffisant pour l'usage auquel elle est destinée, le débit en boisson.

Elle s'expédie en bouteille.

HAUTE-GARONNE

Bagnères-de-Luchon (Arr. de Saint-Gaudens). — La source ferrugineuse, dite *source de Sourouilles*, émerge d'une fente de la roche schisteuse, d'un filon de pyrites arsenicales, encaissé dans des quartz, et de phyllades magnétiques.

1875. Résidu insolule	0.008
Manganèse.............................	traces.
Carbonate de fer.........................	0.030
— de chaux	0.080
— de magnésie....................	0.020
Sulfate de chaux.........................	0 100
Chlorure de sodium	0.050
Arsenic et cuivre........................	traces.
Total............	0.288

Température : 13°,5.
Débit par 24 heures : 100 litres.

Cette eau ferrugineuse légèrement arsenicale s'exporte en bouteille.

Barbazan. — Village de la rive droite de la Garonne, à 450 mètres d'altitude. Les sources qui alimentent les deux établissements sont au nombre de six, trois anciennes, trois nouvelles. Elles sont limpides, de saveur fade, ferrugineuses. — Sources anciennes : *Principale*, *du Sureau* et *du Saule*. — Elles sourdent d'un terrain d'alluvions anciennes, reposant sur le terrain crétacé inférieur.

	Sources	
	du Sureau.	du Saule.
1850. Sulfate de chaux...............	0.534	0.448
— de magnésie..............	0.220	0.190
— de soude.................	traces.	
Carbonate de chaux............	0.087	0,070
— de magnésie.........		0,017
Chlorures de sodium et de calcium.	0.054	0.061
Chlorure de magnésium...........	traces.	traces.
Alumine.......................	traces.	traces.
Iode, phosphate, matière organique.	traces.	traces.
Totaux................	0.895	0.795
Acide carbonique libre...........	indiqué.	indiqué.
Température.................	19°	19°,5
Débit par minute..............	»	19 l.

Les *sources Verdier* ou *sources nouvelles* sourdent latéralement, par sept griffons, d'un banc de schistes noirs et de terres argileuses.

	N° 1.
1882. Sulfate de chaux.....................	0.540
— de magnésie...................	0.190
— alcalin.......................	0.015
Carbonate de chaux.................	0.044
— de magnésie..............	0.120
Peroxyde de fer....................	0.003
Chlorure de sodium	0.016
Silice...........................	0.010
Total...........	0.938

Température : 15°.
Débit par 24 heures : 36,000 litres.

Les eaux sulfatées calciques de Barbazan sont surtout utilisées en boissons. Elles peuvent s'exporter sans s'altérer.

╋ **Bourrassol** (Arr. de Toulouse). — Source émergeant à 17°.

1824. Carbonate de chaux	0.2876
— de fer	0.0769
Chlorure de sodium	0.0584
— de magnésium	0.0252
Sulfate de chaux	0.0092
Silice	0.0100
Matière organique	0.0200
Perte	0.0075
Total	0.4648

Cette eau ferrugineuse bicarbonatée est employée en boisson dans la chloro-anémie.

Boussan. — La *source de Barthèse*, située sur la rive droite de la Souge, au pied des calcaires compacts, est connue depuis longtemps. Elle sourd d'un terrain nummulitique.

1803. Bicarbonate de chaux	0.372
— de magnésie	0.096
Chlorure de sodium	0.008
Silice	0.005
Sulfates et azotates	traces.
Total	0.481

Température : 17°.

Eau bicarbonatée calcique ferrugineuse.

*Labarthe-Rivière** (Comm. de Labarthe-Rivière, arr. de Saint-Gaudens). — *Source des Bains.* — La source qui alimente l'établissement thermal, connue depuis les Romains, émerge d'un terrain de transport, composé de sables et de galets qui forme le fond de la vallée de la Garonne.

1878. Résidu total de l'évaporation	0.680
Silice	0.010
Carbonate ferreux	0.011
— de chaux	0.202
— de magnésie	0.332
Sulfate de chaux	0.307
Carbonate alcalin	0.019
Chlorure de sodium	0.010
Total	1.771

Température : 17°.

Débit assez abondant pour répondre à un service balnéaire complet : 34 l. 7 par minute.

L'eau de la mare fournit, après filtration, un résidu calcaire très ferrugineux, et le liquide ferrugineux aussi d'une manière prononcée, contient les substances solides trouvées dans l'eau des sources.

Ces eaux sont employées contre les rhumatismes et la chloro-anémie.

Bassoues. — *Source La Horte.* — Deux sources sourdent du poudingue. Elles sont connues depuis 1786.

	Sources	
	N° 1.	N° 2.
1867. Résidu insoluble..............	0.010	0.011
Carbonate de chaux............	0.275	0.280
— de magnésie.........	0.065	0.075
Chlorure alcalin..............	0.030	0.034
Sulfite...................	traces.	traces.
Totaux............	0.380	0.400

Température : 15°,5.

Eau chlorurée sodique et carbonatée calcique.

*Lavardens. — Source connue sous le nom de *Fontaine chaude* qui sort des dolomies du terrain crétacé.

1840. Carbonate de chaux................	0.190
— de magnésie................	0.048
— de fer................	0.006
Sulfate de chaux................	0.008
— de magnésie................	0.076
— de soude................	0.054
Chlorure de sodium................	0.044
— de magnésium................	0.015
Silice et matière organique................	0.026
Résidu................	0.005
Total............	0.405

Acide carbonique libre................ | 0.028

Température : 19°.

Débit par minute ; 218 litres.

Cette eau acidule gazeuse est employée exclusivement en boisson.

GIRONDE

Cestas (Arr. de Bordeaux, cant. de Pessac. — Les sources des *Fontaines* et des *Sablons* se font jour près du ruisseau des eaux Bourdes.

	Sources	
	Fontaines.	Sablons.
1881. Carbonate de chaux..............	0.150	0.142
— de magnésie..........	0.024	0.022
— de fer	0.018	0.015
Chlorure de sodium.............	0.030	0.030
Sulfate de sodium..............	0.008	0.008
Matières dosées et pertes........	0.008	0.009
Totaux..............	0.238	0.226
Acide carbonique libre..........	non dosé.	non dosé.
Température : 11°.		
Débit par minute.............	500 litres.	

Eaux carbonatées calciques ferrugineuses.

Cours (Arr. de Bazas). — La *Source la Rode* émerge des sables des landes.

1840. Carbonate de chaux....................	0.184
— de fer....................	0.030
Sulfate de chaux....................	0.009
Chlorure de sodium....................	0.018
Silice	0.011
Matière organique....................	0.006
Perte	0.005
Total..........	0.108

Acide carbonique........................ quant. indét.
Température : 12°.
Débit par minute : 300 litres.

Eau bicarbonatée ferrugineuse.

HÉRAULT

Avène (Arr. de Lodève). — Source sortant du prophyre quartzifère dans les calcaires dévoniens. Elle alimente des bains. Cette eau est limpide, inodore, de goût fade.

BÉRARD. Carbonate de soude	0.1028
— de chaux	0.0095
Sulfate de magnésie	0.0687
Chlorure de sodium	0.0102
Acide silicique	0.0045
Alumine	0.0003
Oxyde de fer	traces.
Total	0.3279

Température : 28°,7.
Débit par minute : 350 litres.

Cette eau alcaline est employée en boissons et en bains.

Casoul-les-Béziers. — Deux sources, dites de *Mont-Majou*, situées à 2 kilomètres de Casoul, sortent des marnes supraliasiques.

	Source les Bains.
1801. Sulfate de soude	0.0128
— de chaux	
— de magnésie	0.0120
Carbonate de chaux	0.1310
— de magnésie	0.0700
Chlorure de calcium	0.0100
— de sodium	0.0150
— de magnésium	0.0130
Azotates	indiqués.
Oxyde de fer, manganèse	0.0034
Principe arsenical	sensible.
Silice, alumine, phosphate terreux	0.0300
Matière organique	
Total	0.2072

Température : 17 et 18°.
Le débit varie suivant la saison, ainsi que la minéralisation.

Ces eaux salines, magnésiennes et calcaires, à minéralisation faible, s'emploient en boissons et en bains.

Juvignac. — *Source Foncaude.* — L'établissement

est alimenté par une source qui émerge des marnes bleues du terrain pliocène dans le voisinage de leur contact avec le terrain tertiaire lacustre qu'elles recouvrent.

Cette eau *bicarbonatée calcique* a une température de 25°. Elle est connue depuis fort longtemps. Son débit est de 1300 hectolitres par vingt-quatre heures.

1846. Bérard.	Carbonate de chaux	0.1880
—	de magnésie	0.0163
—	de fer, ...	0.0087
	Chlorure de sodium	0.0162
—	de magnésium	0.0580
	Sulfate de chaux .... }	
	Matière organique .... }	traces.
	Total	0.2861

En boisson cette eau est diurétique. Ses applications sont celles des eaux d'Ussat.

Saint-Julien. — Cette source sort d'un terrain aqueux : pegmatites et micaschistes.

1851.	Carbonate de chaux	0.500
—	de magnésie	0.200
—	de fer	0.020
	Chlorures de sodium et potassium	0.320
	Silice et alumine	0.080
	Total	1.120

Acide carbonique : 500cc.

Eau bicarbonatée ferrugineuse acidule.
Lamalou (*source du Capus*). — Eaux froides ferrugineuses employées en boissons.

1881. Wurm.	Carbonate ferreux	0.0507
—	de manganèse	0.0038
—	de calcium	0.1185
—	de magnésium	0.0608
—	de sodium	0.0097
—	de lithium	0.0006
	Sulfate de sodium	0.0787
—	de potassium	0.0588
	Chlorure de sodium	0.0173
	A reporter	0.3939

	Report.....	0.3939
Phosphate de sodium	....	0.0021
Arséniate de sodium	....	0.0010
Matières organiques	....	traces.
Silice	....	0.0590
	Total..........	0.4560

Acide carbonique libre en poids : 0gr,7315.

— en volume : 374 cent. cubes.

Source nouvelle. — Elle sort d'un forage de 21 mètres et est formée par la réunion des griffons creusés dans une galerie.

1881. Bicarbonate de soude	....	0.0252
— de lithine	....	0.0040
— de magnésie	....	0.0827
— de chaux	....	0.2313
Sulfate de potasse	....	0.0203
— de soude	....	0.0598
Chlorure de sodium	....	0.0852
Peroxyde de fer, alumine	....	0.0310
Silice	....	0.0360
Acide phosphorique, manganèse, cuivre	....	traces.
	Total..........	0.5255

Acide carbonique libre : 1gr,46.
Oxygène : 0cc,30.
Azote : 0,90.
Température : 24°.
Débit par minute : 250 à 300 litres.

Source du Petit-Vichy.

1881. Will. Carbonate ferreux	....	0.0052
— de manganèse	....	traces.
— de calcium	....	0.3820
— de magnésium	....	0.1526
— de sodium	....	0.2939
— de potassium	....	0.1044
— de lithium	....	0.0016
Silice	....	0.0473
Sulfate de sodium	....	0.8411
Chlorure de sodium	....	0.0180
Arséniate de sodium	....	0.0010
Matières organiques	....	traces.
	Total..........	1.8471

Acide carbonique libre en poids : 1gr,6036.
— en volume : 880 cent. cubes.

Palavas. — Émergé d'un trou de sondage de 65 mètres de profondeur dans des dunes de sable avec dégagement de nombreuses bulles d'acide carbonique ; par
son exposition à l'air, l'eau se trouble et abandonne un
dépôt ocracé.

1876.		
Silice et alumine		0.050
Peroxyde de fer		0.130
Carbonate de chaux		1.690
— de magnésie		0.209
Chlorure de sodium		0.101
Sulfate		traces.
	Total	2.180

Température : 18°,5.
Débit par heure : 515 litres.

Eau ferrugineuse, alcaline, gazeuse.

* Rosis. — *Source Mas*. — Elle se trouve auprès du
village de Saint-Gervais, au lieu dit le Figou, et sort
d'une roche dure.

1889.		
Bicarbonate de chaux		0.5184
— de magnésie		0.1440
Sulfate de chaux		0.0272
Chlorure de sodium		0.0168
Silice		0.0150
	Total	0.7214
Acide carbonique		0.8600

Température : 17°.
Débit par 24 heures : 24,480 litres.

Cette eau bicarbonatée calcique, gazeuse, s'exporte en
bouteilles.

Salvetat (Arr. de Saint-Pons). — La *source la
Grotte* n° 1, située sur les bords de l'Agout, à 700 mètres d'altitude, s'échappe par onze bouches différentes
très rapprochées en dégageant de l'acide carbonique en
abondance.

1848. Bicarbonate de chaux............................ 0.955
— de magnésie 0.083
— de soude....................... 0.254
— de potasse..................... 0.005
— de protoxyde de fer 0.015
Silicate de soude............................ 0.060
Sulfates de soude et de chaux............... 0.080
Chlorure de sodium......................... 0,007
Alumine, silice, oxyde de fer.............. 0.051
Matière organique.......................... tracés.
                                            ──────
                        Total............. 1.463

Acide carbonique libre...................... 1/2 volume.
Température : 16°.

Cette eau ferrugineuse et alcaline gazeuse s'exporte.
Taussac (cant. de Saint-Gervais). — *Source La Veyrasse.*
— Eau gazeuse qui émerge des schistes dévoniens.

1852. Bicarbonate de soude.................... 0.862
— de potasse 0.186
— de chaux...................... 0.523
— de magnésie................... 0.174
— de strontiane................. indices.
— de fer 0.008
Sulfates alcalin et calcaire, chlorure alcalino-
terreux 0.101
Silice, alumine, matière organique, principe
arsenical.................................... 0.090
                                            ──────
                        Total........... 1.644

Acide carbonique libre..................... 1/5 du vol.

Eau bicarbonatée sodique et calcique.
+**Villecelle.**

1848. Bicarbonates de chaux et magnésie........ 0.675
— de soude et potasse.......... 0.420
— de fer avec crénate........... 0.0315
Sulfates de soude et de chaux.............. 0.065
Chlorure de sodium......................... 0.010
Silice, manganèse, phosphate............... 0.025
Principe arsenical......................... en sens. quant.
                                            ──────
                        Total........... 1.2295

Acide carbonique libre .... 1/2 du vol.
Température : 27°.

Eau bicarbonatée calcique, gazeuze.

LANDES

Villeneuve. — La *source Le Brousté* émerge dans une dépression de terrain à travers un banc de pierre coquillière de 2 mètres environ d'épaisseur qui repose sur des marnes d'un gris bleuâtre ; on voit, en outre, dans les environs de la source, un petit banc de pierre ferrugineux et des amas de sables ocracés.

1872. Résidu insoluble......................	0.012
Carbonate de chaux	0.150
— de magnésie	0.010
Carbonate de protoxyde de fer.............	0.043
Sulfate de soude........................	0.010
Chlorure de sodium......................	0.012
Total.............	0.237

Température : 15°,
Débit par minute : 5 l. 7.

Eau carbonatée calcique ferrugineuse.

LOT

Duravel. — *Source de Coustalou*. — Elle émerge d'un boyau de caverne ouvert dans des calcaires marneux de l'oolithe inférieur.

1887. Carbonate de chaux......................	0.200
— de magnésie....................	0.004
— alcalin.....................	0.020
Chlorure de sodium	0.006
Fer et alumine.........................	0.005
Silice.................................	0.005
Total.............	0.240

Acide carbonique libre et abondant.
Température de l'air ambiant.
Débit par 24 heures : 2,880 litres.

Eau bicarbonatée légèrement ferrugineuse.

LOT-ET-GARONNE

Casteljaloux. — La *source la Plate-Forme*, ainsi que la suivante, traverse, pour arriver à son orifice, une couche bourbeuse reposant sur un sol sableux des Landes et surmontée d'un sol de même nature.

1858. Bicarbonates de chaux et de magnésie.......	0.395
— de soude....................	0.010
— de protoxyde de fer et de crénate.	0.045
— de protoxyde et de manganèse..	sensible.
Sulfates de chaux, de soude et de magnésie..	0.050
Chlorures de sodium, de potassium, de calcium et de magnésium	0.041
Acide silicique, alumine, matière organique..	0.070
Total...........	0.611

Acide carbonique libre : quantité indéterminée et faible.
Température : 14°,5.
Débit par minute : 20 litres.

2° Source *Levadon*.

1841. Carbonates de chaux, de magnésie.........	0.450
Sulfates de soude et de chaux.............	traces.
Chlorures de sodium, de calcium et de magnésium	0.025
Silicates de soude et de chaux.............	0.014
Silice.....................	0.020
Crénate et carbonate de fer..............	0.048
Crénate de magnésie.....................	0.005
Total...........	0.562

Acide carbonique libre .... pet. quant.
Température : 14°,5.
Débit par minute : 36 litres.

Eaux bicarbonatées sodiques crénatées et ferrugineuses carboniques.

BASSES-PYRÉNÉES

Cambo. — Cette station renferme deux sources qui émergent d'un terrain de transition au voisinage des gneiss. L'une est *sulfureuse calcique*, l'autre *ferrugineuse*.

Source ferrugineuse.

1827. SALAIGNAC. Carbonate de chaux	0.0183
— de fer	0.0500
Sulfate de chaux	0.0200
Chlorure de calcium	0.0266
Silice	traces.
Total	**0.1099**

Température : 15°,5.

L'eau ferrugineuse s'administre en boisson. Celle de la source sulfureuse en boisson et en bains.

*Labestz-Biscay** (Arr. de Mauléon, cant. de Saint-Palais). — Deux sources, l'une sulfureuse, l'autre ferrugineuse, sortant du terrain crétacé moyen, alimentent l'établissement thermal.

Source ferrugineuse.

Bicarbonate de chaux	0.300
— de magnésie	
— et crénate de fer	0.047
— de manganèse	traces.
Sulfate de chaux	0.040
Chlorure de sodium	0.280
Silice, alumine, matière organique	0.063
Principe arsenical	non douteux.
Total	**0.730**
Acide carbonique libre	0.240

Débit par 24 heures : 400 litres.

Ogeu (Arr. d'Oloron). — La source jaillit d'un terrain constitué par une formation très régulière de calcaires marneux noirâtres, qui appartiennent à la craie inférieure; sa thermalité comme sa minéralisation s'expliquent par la proximité de roches d'ophite qui se montrent à peu de distance au milieu des marnes.

1880. Silice.. 0.012
　　 Oxyde de fer.................................... 0.003
　　 Sulfate de chaux................................ 0.013
　　 Bicarbonate de chaux 0.140
　　 —　　 de magnésie.................... 0.020
　　 —　　 de soude...................... 0.025
　　 Chlorure de sodium....................... 0.102

Total............ 0.315

Température : 22°.
Débit par minute : 11 l. 33.

Cette eau saline bicarbonatée sodique ferrugineuse mais à faible minéralisation est employée en boissons et en bains comme tonique.

Pau. — Eau ferrugineuse.

1862. Bicarbonate de protoxyde de fer..........'... 0.036
　　 —　　 de chaux 0.203
　　 —　　 de magnésie 0.012
　　 Silice.. 0.014
　　 Chlorure et matière organique............. traces.

Total............ 0.265

Cette eau est remarquable par sa composition simple. Bicarbonatée ferrugineuse très faible.

HAUTES-PYRÉNÉES

Bagnères-de-Bigorre. — Cette station thermale, située à 550 mètres d'altitude sur les bords de l'Adour, renferme un grand nombre de sources alimentant des établissements nombreux et dont la composition chimique ne présente que de légères différences, car elles proviennent toutes des terrains d'alluvion situés aux environs des ophites.

Source Branhauban.

1850. Sulfates de chaux, de soude............... }
　　 —　　 de magnésie................... }　　 0.0375
　　 Bicarbonate de chaux................... }
　　 —　　 de magnésie, de soude....... }　　 0.0190

A reporter...... 0.0565

Report.....	0.0565
Silice et alumine.........................	0.0200
Crénate, carbonate de fer.................	0.0200
Matières organiques, principe arsenical.....	traces.
Total..........	0.0965

Acide carbonique libre..................... quant. minimo.

— *Siradan (Arr. de Bagnères-de-Bigorre). — Cette station thermale située à 450 mètres d'altitude est alimentée par des sources *sulfatées calciques* et *ferrugineuses* qui sortent des schistes placés à la limite des terrains jurassiques et granitiques.

Sources ferrugineuses. — Deux sources: *la Prairie* et *la source du Chemin* :

	Sources	
	Prairie.	Chemin.
Fu.nol. Carbonate de chaux...........	0.0449	0.0602
— de magnésie.........	0.0055	0.0200
Sulfate de chaux...................	0.0340	0.0160
— de magnésie...........	0.0214	0.0108
— de soude	0.0017	0.0030
Chlorure de magnésium..........	0.0102	0.0120
Oxyde de fer.....................	0.0100	0.0200
Silice...........................	0.0060	traces.
Totaux..............	0.1343	0.1420
Acide carbonique libre...........	0.0633	0.0280

Tramezaigues (Cant. de Vieille-Aure).

Sources Mondang. — Émergeant au fond d'une petite galerie creusée dans la roche schisteuse de transition, ces sources sont au nombre de cinq et présentent une composition à peu près identique.

1865. Résidu insoluble.................	0.010
Sulfate de protoxyde de fer..........	0.031
— de manganèse	traces.
— de chaux................	0.034
— de magnésie.........	0.000
Matière organique	0.025
Chlore..........................	traces.
Total..........	0.109

Villelongue (Cant. d'Argelès). — Trois sources : *Barbazan*, *Pontis* et *Mouré*. Elles sont froides et sourdent d'une roche composée de graphite de fer, de soufre.

Source Barbazan.

1863. Résidu insoluble........................	0.003
Sulfate de fer	0.380
— d'alumine........................	0.449
— de chaux........................	0.303
— de magnésie........................	0.090
— de soude........................	0.213
Total............	1.528

Cette eau est acide au tournesol et est surtout employée à l'extérieur.

L'eau de Pontis présente les mêmes caractères, mais à un plus faible degré.

La température est de 12°.

Ce sont des eaux sulfatées ferrugineuses.

TARN

Lacaune (Arr. de Castres). — La *source thermale* qui alimente l'établissement de Lacaune émerge du terrain de transport et sort d'un schiste salino-talqueux du terrain de transition. La *source Rouge* ou ferrugineuse sort de la même roche mais n'est pas thermale ; elle est située au lieu dit de la Lagne. La *source de Bel-Air* est arsenicale lithinée.

	Sources	
	Thermale.	Rouge.
1863. Carbonate de chaux............	0.040	0.009
— de magnésie............	0.030	0.045
Chlorure de sodium............	0.002	0.001
Carbonate de soude	0.020	0.025
Silice........................	0.025	0.025
Peroxyde de fer............	0.010	0.045
Totaux................	0.127	0.150

Acide carbonique libre et combiné en grande quantité.
Température : 18° à 21°,5.
Débit par minute : 170 litres.

Eau thermale carbonatée calcique ; la source Rouge est gazeuse ferrugineuse.

Roquecourbe. — *Source du Chemin-Profond.* — Cette source émerge d'un terrain composé de couches stratifiées de schiste noir mêlé de silex.

1862. Silice	0.003
Carbonate de chaux	0.064
— de protoxyde de fer	0.052
Sulfate de chaux	0.027
Chlorure de sodium	0.022
Magnésie, arsenic	traces.
Total	0.168

Température : 16°,5.
Débit par heure : 200 litres.

Eau ferrugineuse.

RÉGION DU SUD-EST

OU

DES ALPES ET DU DAUPHINÉ

AIN

*Divonne (Arr. de Gex). — Altitude : 475 mètres. — L'établissement est alimenté par des sources dont la température est de 6°,5 et le débit de 8,640,000 litres en 24 heures.

Morin.		
Acide sulfurique	quant. sens.	
Silice	0.0023	
Chlore	traces.	
Potasse, soude	0.0012	
Chaux	0.0042	
Magnésie	0.0081	
Alumine, fer	0.0026	
Glairine		0.0196
Acide apocrénique		
Total	0.1280	
Acide carbonique	0.0780	

Ces eaux sont employées surtout en hydrothérapie. On les administre aussi en boissons comme adjuvant du traitement externe chez les dyspeptiques et les graveleux en raison de leur faible minéralisation.

Reyrieux. — Cette source sort du terrain tertiaire. — Molasse supérieure.

1801. Bicarbonate de chaux ....)
　　　　—　　de magnésie .... 〉　　0,350
　　　　—　　de soude.....................)
　　　　—　　de fer ....)　　0.010
Manganèse.........................　　　　　　　0.070
Principe arsénical.....................　　indices.
Sulfate de chaux.....................　　Id.
　　　　—　　de soude....................　　0.010
　　　　—　　de magnésie................)　　0.022
Chlorure de sodium ....)
Sel de potasse ....　　0.000
Silice, alumine.....................)　　indices.
Matière organique...................)　　0.030

　　　　　　　　　　　　Total...........　　0.582

Acide carbonique libre.................... 1/10 du vol.
Température : 23°.
Débit par 24 heures : 900 litres.

Eau ferrugineuse carbonatée calcaire.

ALPES-MARITIMES

Nice. — *Source Fuonconda.* — Émerge dans l'ancien cours de la Villa-Rosa, avenue Fuonconda. Captée par un sondage de 4 mètres.

1886. Carbonate de chaux.....................　　0.340
　　　　—　　de magnésie.................　　0.010
　　　　—　　de fer ....　　0.027
Sulfate de chaux.........................　　0.130
Silice..................................　　0.195

　　　　　　　　　　　　Total...........　　0.702

Acide carbonique libre.
Température : 15°.
Débit par 24 heures : 7,200 litres.

Eau carbonatée calcique ferrugineuse.

HAUTES-ALPES

*****Aspres-sur-Buéches.** — Il existe deux sources qui émergent à 30 mètres environ au-dessus de la base du terrain oxfordien. L'inférieure, la plus importante, a été analysée par M. Truchot.

Source l'Aigle.

1888.	Bicarbonate sodique......................	0.078
—	de potasse....................	traces.
—	de chaux.......................	1.174
—	de magnésie	0.107
—	de fer.......................	0.070
	Chlorure de sodium......................	0.005
	Silice................................	0.061
	Total............	1.504
	Acide carbonique libre...................	1.180

Débit par 24 heures : 2,880 litres.

Eau bicarbonatée calcique ferrugineuse carbonique.

Monestier de Briançon (Arr. de Briançon). — L'établissement est alimenté par deux sources qui sortent du tuf calcaire recouvrant des alluvions qui reposent sur les calcaires du lias.

Source du nord ou de la Rotonde.

Tourbe.	Carbonate de chaux......................	1.1974
—	de fer.......................	0.0048
—	de magnésie..................	0.0018
—	d'ammoniaque.................	traces.
	Sulfate de chaux,......................	0.4627
—	de soude.......................	0.1628
—	de magnésie...................	0.0073
	Phosphate de chaux......................	0.0071
	Chlorure de sodium.....................	0.1430
—	de potassium..................	0.0031
—	de calcium....................	0.0315
—	de magnésium	0.0503
	Oxyde de fer...........................	traces.
	Silice................................	0.0368
	Matière organique......................	0.0500
	Total............	2.1896
	Acide carbonique......................	0.066
	Azote................................	0.014
	Oxygène..............................	0.002
	Total............	0.082

Température : 34°.
Débit par minute : 70 litres.

Ces eaux bicarbonatées et sulfatées calciques, chaudes, sont employées soit en boissons (La Rotonde), soit en bains (Prés Bagnols) contre les affections de l'appareil digestif, des voies urinaires, les rhumatismes chroniques, etc.

Saint-Pierre d'Argençon. — *Source de la Fontaine-Vineuse*, située à 2 kilomètres du village de Saint-Pierre, vallée de Chauvanne. Elle émerge des graviers recouvrant les calcaires oxfordiens inférieurs et est exploitée depuis longtemps.

1879. Silice....................................	0.080
Alumine et fer...........................	0.028
Carbonate de chaux......................	0.830
Chlorure de sodium......................	0.144
Sulfate de magnésie......................	0.125
Carbonate alcalin et matières non dosées, perte.	0.242
Total............	1.449

Acide carbonique libre.
Température : 13°.
Débit par minute : 0 l. 727, ou par 24 h. : 1,047 litres.

Cette eau ferrugineuse gazeuse peut s'exporter en bouteille.

ARDÈCHE

Aizac. — *La Coupe*, n° 1. — Située au quartier Fond Bernard. Émerge du granit altéré, à 200 mètres de la source Volcan-d'Aizac. Sondage de 10 mètres.

1889. Bicarbonate de chaux	0.044
—　　　de magnésie	0.006
—　　　de fer.....................	0.002
—　　　alcalin....................	0.102
Sulfate de soude	0.002
Chlorure de sodium	0.002
Silice.	0.005
Total............	0.163

Acide carbonique libre abondant.
Température : 10°.
Débit par 24 heures : 2,160 litres.

Acidule gazeuse à faible minéralisation.

Asperjoc (Ardèche). — *Source dite la Reine du fer.* — Elle coule sous un lit de basalte.

1876. Silice et alumine...........................	0.060
Oxyde de fer...........................	0.050
Carbonate de chaux	0.310
— de magnésie....................	0.125
— de soude	0.355
Chlorure de sodium	0.200
Total.............	1.100

Acide carbonique libre abondant.
Température : 11°.
Débit par minute : 3 litres.

Cette eau bicarbonatée sodique et calcique faible, très fortement ferrugineuse, s'exporte en bouteille.

Beaumont. — *Source du duc de Joyeuse.*

Carbonate de soude	0.230
Sulfate de magnésie...................	0.083
— de soude	0.246
Chlorure de sodium...................	0.209
Carbonate alcalin et matières non dosées.....	0.781
Alumine et fer...................	0.025
Silice...................	0.083
Total.............	1.657

Acide carbonique libre................... 0.393
Débit par minute : 7 l. 50.

Chirols (Cant. de Thueyts). — *Les sources Marguerite, Amicie et Laure* sont situées à 3 ou 400 mètres de la source de Fontallière. Elles émergent d'un gneiss à mica noir fortement titré renfermant de la pyrite.

Les trois sources sont réunies dans un même établissement. Elles sont tellement chargées d'acide carbonique que son dégagement produit un sifflement qu'on entend à distance.

	Marguerite.	Amicie.	Laure.
1885. Bicarbonate alcalin......	0.080	0.080	0.080
— de chaux ...	0.212	0.124	0.124
— de fer......	0.047	0.030	0.030
— de magnésie.	0.060	0.010	0.010
Chlorure de sodium.....	0.001	0.001	0.001
Totaux..........	0.400	0.245	0.245

Acide carbonique très abondant.
Température : 11°.

Débit par minute.......	30 l.	7 l. 50	0 l. 40

Eau bicarbonatée calcique ferrugineuse.

Genestelle (Arr. de Privas, cant. d'Antraigues). — La source *du Château de Craux* émerge sur la rive droite du ravin de Graveyras et sort d'une roche granitique altérée, recouverte par une couche de 2 à 3 mètres de cailloux roulés, de granit et de basalte. — Cette eau est connue de temps immémorial.

1881. Silice..........	0.053
Peroxyde de fer et alumine................	0.012
Sulfate de chaux......................	0.008
Carbonate de soude	0.067
— de potasse.................	0.007
— de magnésie................	0.007
— de chaux..................	0.520
Total............	0.674

Acide carbonique libre et combiné.
Température : 9°,8
Débit par minute : 3 litres.

Eau carbonatée calcique gazeuse.
Source du Régal. — Elle sort du granit.

1875. Résidu insoluble..................	6.038
Bicarbonate de fer..................	0.044
— de chaux..................	0.279
— de magnésie................	0.080
Chlorure de sodium........	0.015
Total............	0.456

Température : 11°,5.
Débit par minute : 1 l. 5.

Cette eau carbonatée calcique légèrement ferrugineuse est limpide, gazeuse.

Jaujac. — *Source du Cratère.* — A 100 mètres de la source basaltique du volcan.

1889. Bicarbonate de soude	0.124
— de potasse	0.048
— de chaux	0.035
— de magnésie	0.112
— de fer	0.038
Chlorure de sodium	0.051
Sulfate de soude	0.042
Silice	0.057
Total	1.107

Acide carbonique libre abondant.
Température : 13°,8.
Débit par 24 heures : 1,316 litres.

Eau bicarbonatée alcaline gazeuse.

Juvinas (Arr. de Privas, cant. d'Antraigues). — *Source Sainte-Marguerite,* connue depuis longtemps.

1881. Silice	0.018
Peroxyde de fer, alumine	0.059
Carbonate de chaux	0.232
— de magnésie	0.030
— de potasse	0.009
— de soude	0.084
Chlorure de sodium	0.025
Total	0.457

Acide carbonique libre et combiné.
Température : 13°.
Débit par minute : 1 litre.

Eau ferrugineuse bicarbonatée calcique.

La Bégude. — La *source Saint-Joseph* jaillit d'un granit schistoïde.

1876. Bicarbonate de soude........................ 0.505
— de potasse..................... 0.037
— de chaux...................... 0.198
— de magnésie................... 0.080
— d'oxyde de fer............... 0.010
Chlorure de sodium...................... 0.078
Sulfate de soude........................ 0.067
Résidu................................. 0.024
Total. 0.999

Acide carbonique libre.
Température : 14°.
Débit par minute : 15 litres.

Eau gazeuse bicarbonatée sodique, ferrugineuse.
Source Saint-Charles — Découverte par un forage de
24ᵐ,25, exploitée par une pompe.

1888. Carbonate de chaux...................... 0.266
— de magnésie................... 0.080
— de soude...................... 0.630
— de potasse................... 0.080
Fer et alumine......................... 0.007
Chlorure de sodium..................... 0.160
Sulfate de soude....................... 0.122
Silice................................ 0.030
Total............. 1.375

Acide carbonique libre abondant.
Température : 13°,6.

Meyras. — Quatre sources : *La Ventadour, la Julie,
la Fortifiante* et *la Pauline*. — La roche qui leur donne
naissance est un granit schistoïde tendre, en partie
décomposé. — Dans le voisinage des sources s'étendent
de vastes coulées basaltiques. Les eaux jaillissent de
bas en haut en bouillonnant et dégagent beaucoup de
gaz. — Elles sont identiques comme composition chimique.

1868. Résidu insoluble...................... 0.030
Carbonate de chaux.................... 0.078
— de magnésie................. 0.066
Oxyde de fer........................ 0.016
Total............. 0.190

	Ventadour.	Pauline.	Julie.	Fortifiante.
Température	10°	7°,5	7°	10°
Débit par minute...	11 l. 03	0 l. 44	1 l. 20	0 l. 50

Eaux bicarbonatées calciques gazeuses.

Sources volcaniques. — Ces sources, au nombre de huit, désignées sous le nom de sources volcaniques n°⁸ 1, 2, 3, 4, 5, 6, 7, 8, émergent, les deux premières d'un granit quartzeux, les autres d'un granit à feldspath rose, renfermant un grand nombre de rognons, de nombreuses veinules remplies de carbonate de soude et des suintements ferrugineux ; toutes dégagent de l'acide carbonique en abondance.

	Sources	
	N° 2.	N° 6.
1886. Bicarbonate de soude........	0.7500	0.0000
— de potasse........	traces.	»
— de chaux	0.4020	0.3770
— de magnésie	0.0480	0.0280
— de fer........	0.0070	0.0111
— de manganèse......	traces.	traces.
Chlorure de sodium........	0.0367	0.0432
Sulfate de soude........	traces.	0.0050
Silice........	0.0380	0.0120
Totaux........	1.2817	1.0763
Température	16°,5	14°
Débit par 24 heures........	201 l. 74	1103 l.

Source des Bains. — Elle émerge du granit porphyroïde rose.

1852. Bicarbonate de chaux............	0.847
— de magnésie........	0.285
— de soude,........	0.466
— de potasse	0.150
— de fer........	0.014
Sulfates de soude et de chaux........	0.130
Chlorure alcalin	0.039
Silicates d'alumine, de soude et de potasse...	0.058
Oxyde de titane uni à du fer, nickel et cobalt carbonatés, arsenic uni à du fer, phosphate.	0.110
Total........	2.099

Acide carbonique libre : 1/9 du volume.
Température : 27°.
Débit par 24 heures : 11,000 hectolitres.

Cette eau est bicarbonatée sodique et calcaire, légèrement ferrugineuse, s'exporte.

Source Bienfaisante, sortant du gneiss et du granit.

1869.	Résidu insoluble........................	0.030
	Carbonate de soude......................	0.460
	— de chaux.........................	0.280
	— de magnésie......................	0.165
	Sulfate de soude........................	0.056
	Chlorure de sodium.....................	0.029
	Oxyde de fer...........................	0.010
	Total.............	1.030

Débit par minute : 0 l. 63.

Cette eau alcaline ferrugineuse et de saveur acidule laisse dégager CO_2 et déposer de l'oxyde de fer.

Elle s'exporte en bouteilles.

Saint-Henri et *Saint-Charles*. — Ces deux sources sortent du granit se trouvant dans le voisinage immédiat de coulées de basalte. — Eaux très gazeuses.

	Sources	
	Saint-Henri.	Saint-Charles.
1876. Résidu insoluble............	0.025	0.020
Carbonate de chaux........	0.100	0.080
— de magnésie......	0.065	0.050
— de fer...........	0.072	0.044
Sulfates et chlorures........	traces.	traces.
Totaux..........	0.262	0.194
Température...............	12°	11°
Débit par minute	0 l. 75	1 litre.

Ces eaux acidules ferrugineuses s'expédient en bouteilles.

Meyres. — *Source Montlaur.* — Connue de temps immémorial, elle émerge au cours d'un filon quartzeux d'un mètre, qui coupe obliquement le cours du ruisseau, séparé par une veine de granit de 0,20 à 0,60 d'épaisseur du granit schisteux qui constitue le sol.

1886. Carbonate alcalin.,......................	1.686
— de chaux....................	0.120
— de magnésie..................	0.045
— de fer......................	0.002
Sulfate de chaux......................	0.012
Chlorure de sodium....................	0.040
Silice............................	0.025
Total............	1.930

Acide carbonique libre.
Température : 13°.
Débit par 24 heures : 2,130 litres.

Eau alcaline gazeuse.
Montpezat (Comm. de Montpezat, au lieu dit Mallefongie). — La *source Samaritaine* se trouve sur la rive droite du ruisseau de Fonbouille, sort du rocher granitique et laisse dégager des bulles gazeuses de CO_2.

1875. Résidu insoluble...........'.......	0.040
Bicarbonate de fer......................	0.051
— de chaux....................	0.115
— de magnésie..........	0.068
Sulfate de chaux......................	0.016
Chlorure de sodium....................	0.008
Manganèse..........................	traces.
Total............	0.298

Température : 12°.
Débit par minute : 2 litres.

Eau acidule légèrement ferrugineuse, s'expédie en bouteille.
Prades. — *Source Joséphine.* — Elle est située sur la rive droite du ravin de Fonbonne.

1887. Carbonate de chaux 0.300
— de magnésie................, ... 0.059
Carbonates alcalins....................... 0.860
Fer et alumine........................... 0.096
Chlorure de sodium....................... 0.005
Sulfate de soude......................... 0.010
Silice................................... 0.020
                                         ———
                                         1.350

Acide carbonique libre.

Source Salutaire. — Elle jaillit sur la rive droite du ravin de Fonbonne.

1882. Silice................................. 0.010
Bicarbonate de soude..................... 0.619
— de potasse 0.045
— de chaux..................... 0.287
Chlorure de sodium.............. .... 0.010
                            Total........... 0.971

Température : 11°.
Débit par 24 heures : 1,685 litres.

Eau bicarbonatée sodique.

Source La Lyonnaise, découverte par un sondage de 12 mètres de profondeur dans le granit.

1876. Résidu insoluble........................ 0.035
Bicarbonate de soude..................... 0.750
— de chaux..................... 0.160
— de magnésie 0.058
— de fer 0.020
Sulfate de soude......................... 0.016
Chlorure de sodium....................... 0.014
                            Total........... 1.053

Température : 12°.
Débit par minute : 2 litres.

Cette eau est alcaline gazeuse.

Source Excellente. — Émerge du terrain granitique sur la rive gauche et tout près du ravin des Sausses à 500 mètres de la source du Vernet.

1884. Silice.. 0.040
    Carbonate de chaux 0.176
       — de magnésie...................... 0.048
       — de fer........................... 0.005
    Chlorure de sodium 0.001
    Carbonates alcalins...................... 0.906

                 Total............ 1.176

Acide carbonique libre abondant.
Température : 9°,5.
Débit par 24 heures : 1,068 litres.

Rocles. — *Source Clovis.*

    Carbonate de soude...................... 0.230
    Sulfate de magnésie..................... 0.085
       — de soude......................... 0.301
    Chlorure de sodium..................... 0.168
    Silice.................................. 0.074
    Alumine et fer......................... 0.025
    Carbonate alcalin et matières non dosées.... 0.584

                 Total............ 1.467
Acide carbonique libre 0.388
Débit par minute : 0 l. 50.

Rompon. — Les sources émergent d'un terrain situé au contact des micaschistes et des terrains secondaires, près du ruisseau de Chapot.

1835. BALTARD.	Puits artésien.	Bonne Fontaine.	Fontaine Ventadour.	Fontaine des Yeux.
Carbonate de soude......	0.531	0.213	0.187	»
— de potasse	0.106	0.718	0.426	»
— de chaux	0.005	0.718	0.426	0.068
— de magnésie ..	0.061	0.054	0.038	0.017
— de strontiane..	traces.	»	»	»
Oxyde de fer...........	0.004	0.010	0.005	0.009
Sulfate de soude........	0.037	0.086	0.105	0.043
— de chaux........	»	»	»	0.081
— de magnésie.....	»	»	»	0.050
Chlorure de sodium......	0.208	0.147	0.113	0.003
— de calcium.....	»	»	»	0·003
Phosphates de chaux, alumine	traces.	»	»	»
A reporter........	1 852	2.546	1.250	0.274

	Report......	1:852	2.546	1.250	0.274
Fluorure de calcium.....	traces.	»	»	»	
Silice.................	0.035	0.007	0.024	0.012	
Matière organique azotée.	»	»	»	quant. ind.	
Totaux..........	1.887	1.206	1.274	0.286	
Acide carbonique	1.208	0.578	0.406	0.105	
Azote.................	»	0.024	0.013	0.024	
Oxygène	»	»	»	0.003	
Température...........	25°	15°	13°	15°	
Débit par minute........	691.50	»	»	15 l.	

Fontaine Lévy.

Sulfate de fer...........................	0.576
— d'alumine.......................	0.200
— de chaux.......................	0.137
Chlorure de calcium...................	0.020
Total...........	0.933

Acide carbonique...................	0.038
Azote............................	0.022

Cette eau est sulfatée ferrugineuse.

La *Fontaine des Yeux* est sulfatée calcique.

Les autres sources sont bicarbonatées calciques.

Ces eaux s'emploient en boissons et en bains, douches, etc., suivant les indications qui découlent de leur composition chimique.

*Saint-Marcel-de-Crussol. — La *source Saint-Georges* sort en plusieurs jets très rapprochés, soit des fissures d'un rocher granitique, soit du fond d'une des piscines destinées aux bains.

1860. Bicarbonates de chaux et de magnésie	0.28
— de protoxyde de fer...........	0.03
Sulfates de chaux et de soude..............	0.10
Chlorures de sodium et de magnésium.......	0.04
Bicarbonate de soude...................	0.12
Silice, alumine et matière organique........	0.04
Principe arsenical.......................	traces.
Total...........	0.61

Acide carbonique libre,.....................' 0.07
Température : 10°.
Débit par 24 heures : 90,000 litres.

Eau bicarbonatée calcique, légèrement ferrugineuse.
Sanilhac. — *Sources de La Boucharade ou Eugénie de Montbrison.*

1879. Silice................................	0.074
Alumine et fer.......................	0.122
Carbonate de soude	0.187
Sulfate de magnésie.................	0.069
— de soude..........................	0.290
Chlorure de sodium....................	0.177
Carbonate alcalin et matières non dosées....	0.015
Totaux................................	0.933
Ac. carbonique libre	0.540
Débit par minute........................	31.34

Ces eaux alcalines s'exportent en bouteille.

*Tournon.** — La *source Barthalay* émerge de fissures à travers le granit porphyroïde, qui constitue toute la région des Cévennes.

1878. Résidu total............................	0.005
Silice	0.005
Carbonate de chaux......................	0.304
— de magnésie...	0.064
— ferreux......................	0.025
— alcalin	0.222
Sulfate de chaux........................	0.050
Chlorure de sodium	0.080
Total............	1.415
Acide carbonique total...................	0.665

Température : 11°,3.
Débit par 24 heures : 12 hectolitres.

Cette eau, bicarbonatée calcique, s'exporte en bouteille.

* *Source Henriette.* — Elle est située à 600 mètres environ au sud de la ville dans le quartier dit des Clots,

sur la rive droite d'un ravin du même nom. La roche
d'où elle sort est le granit porphyroïde.

1878. Carbonate de chaux......................		0.288
— de magnésie...		0.060
— de fer......................		0.080
Chlorure de sodium......................		0.006
		0.434
Acide carbonique libre....................		0.850

Débit par vingt-quatre heures : 940 litres.
Température : 12°,2.

Ces eaux bicarbonatées calciques, sensiblement ferrugineuses, s'exportent en bouteilles.

Vals (Arr. de Privas). — Vals, situé à 200 mètres au-
dessus du niveau de la mer, possède un grand nombre
de sources froides, émergeant d'un terrain granitique
et présentant toutes à peu près la même minéralisation,
avec quelques variantes dans le nombre et la composition
de leurs constituants chimiques. Ces eaux sont en général limpides, inodores, d'une saveur alcaline qu'elles
doivent au bicarbonate de soude, et piquantes par suite
de la présence de l'acide carbonique en excès qu'elles
renferment. Elles doivent leurs propriétés thérapeutiques
au carbonate de soude. Un autre groupe, formé des eaux
sulfatées ferrugineuses, comprend des eaux qui, limpides quand on les puise au griffon, deviennent ensuite
troubles par suite du contact de l'air qui fait passer le
fer à un état d'oxydation plus avancé. Il se dépose alors
sous forme de sédiment de couleur ocreuse. Ces eaux
n'ont pas d'odeur, mais leur saveur est douceâtre avec
un arrière-goût particulier aux eaux ferrugineuses et qui
provient du fer qu'elles tiennent en dissolution par l'a-
cide carbonique en excès.

Les eaux de Vals sont utilisées dans les établissements
en bains, en douches et *surtout en boissons*. Elles s'exportent sur une grande échelle et se conservent fort bien
en bouteille. Mais il ne faut pas oublier que lorsque leur

minéralisation dépasse 1 gramme de bicarbonate par litre ce ne sont pas des eaux de table, et que, par suite, elles ne peuvent être bues que sur les conseils du médecin. Leurs propriétés varient suivant qu'elles sont simplement alcalines ou en même temps alcalines et ferrugineuses.

A. — Eaux bicarbonatées, sodiques, ferrugineuses.

Source Alexandrine. — Cette source jaillit naturellement sur la rive gauche de la Volane, à 15 mètres au-dessus de son niveau, en dégageant de nombreuses bulles d'acide carbonique.

1881. Silice	0.034
Alumine	0.044
Peroxyde de fer	0.010
Carbonate de chaux	0.166
— de magnésie	0.030
— de potasse	0.019
— de soude	0.333
Chlorure de sodium	0.025
Total	0.661

Acide carbonique libre et combiné en quantités notables.
Température : 12°,4.
Débit par minute : 1 l. 661.

Cette eau s'exporte en bouteilles.

Source des Augustins. — Découverte en 1884 par un forage de 25 mètres, à 35 mètres de la Volane.

1887. Carbonate de chaux	0.078
— de magnésie	0.030
— de potasse	0.039
— de soude	0.534
Peroxyde de fer	0.010
Chlorure de sodium	0.040
Silice	0.030
Total	0.76

Acide carbonique libre abondant.
Température : 14°.

Source Berthe. — Située au quartier Lachaud à l'extrémité nord-est du bassin hydrominéral de Vals.

1887.	Carbonate de chaux......................	0.112
	— de magnésie....................	0.066
	— alcalin	0.272
	Sulfate de chaux........................	0.075
	Chlorure de sodium......................	0.090
	Alumine et fer.........................	0.070
	Silice.................................	0.015
	Total.............	0.700

Acide carbonique libre abondant.
Température : 13°.
Débit par 24 heures : 1,200 litres.

Source du Bosc. — Située à 700 mètres du grand établissement thermal, découverte en avril 1882.

1883.	Carbonate de chaux......................	0.089
	— de magnésie....................	0.036
	— alcalin	0.095
	Chlorure de sodium......................	0.002
	Peroxyde de fer	0.010
	Silice.................................	0.015
	Total.............	0.247

Acide carbonique libre et combiné en grandes quantités.
Température : 12°.
Débit par 24 heures : 2,300 litres.

Source des Célestins, n° 1. — Située dans la cave d'une maison sise sur le boulevard de Farincourt, quartier des Eaux, commune de Vals. — Elle jaillit à 2ᵐ,60 au-dessus de la Volane.

1887.	Carbonate de chaux......................	0.242
	— de magnésie....................	0.033
	— alcalin.......................	0.072
	Fer et alumine	0.068
	Chlorure de sodium.....................	0.040
	Sulfate alcalin........................	0.005
	Silice.................................	0.010
	Total.............	0.470

Acide carbonique libre abondant.
Température : 11°.
Débit par 24 heures : 4,800 litres.

Source des Célestins, n° 2. — Découverte en 1883, par un sondage de 31 mètres dans le gneiss. Elle est élevée par une pompe.

1887.	Carbonate de chaux......................	0.272
—	de magnésie....................	0.035
—	alcalin	0.775
	Fer et alumine.........................	0.058
	Chlorure de sodium....................	0.010
	Silice...................................	0.060
	Total............	**1.210**

Acide carbonique libre abondant.
Température : 14°.
Débit par 24 heures : 3,800 litres.

Sources Pauline, Nouvelle Pauline, Souveraine, des Convalescents.

	Sources	
	Nouv. Pauline.	Pauline.
1868. Résidu insoluble..............	0.036	0.061
Carbonate de soude	0.654	0.667
— de magnésie	0.180	0.091
— de chaux	0.140	0.131
Chlorure de sodium..........	0.050	0.040
Sulfate de soude..............	0.032	0.025
Oxyde de fer et alumine.......	0.008	0.007
Acide borique.................	traces.	traces.
Totaux.............	1.100	1.022
Débit par minute.............	0 l. 60	0 l. 86

Débit par minute : Convalescents, 0 l. 46 ; Souveraine, 4 litres. — Toutes ces sources ont la même température qui varie de 14 à 15°.

Les sources des Convalescents et Souveraine ont une composition analogue. Toutes ces eaux s'exportent.

Source Effervescente. — Située à 14 mètres de la Volane

découverte en 1885, par un forage de 19 mètres dans le gneiss.

1887.	Carbonate de chaux......................	0.130
—	de magnésie....................	0.055
—	alcalin......................	0.717
Peroxyde de fer et alumine................		0.120
Silice............................		0.028
	Total...........	1.050

Acide carbonique abondant.
Température : 14°.
Débit par 24 heures : 1,060 litres.

Source Élisabeth, n° 1.

1885.	Carbonate de chaux.....................	0.110
—	de magnésie....................	0.012
—	alcalin......................	0.962
Chlorure de sodium......................		0.001
	Total...........	1.085

Acide carbonique libre en quantité notable.

Source Élisabeth, n° 2. — Découverte en 1884, par un forage de 34 mètres. L'eau s'élève par une pompe.

1888.	Bicarbonate sodique.....................	0.504
—	de potasse....................	0.019
—	de chaux....................	0.002
—	de magnésie	0.080
—	de fer....................	0.069
Chlorure de sodium......................		0.012
Sulfate de soude........................		0.021
Silice...............................		0.044
	Total...........	0.910
Acide carbonique libre....................		1.524

Température : 13°,8.
Débit maximum par 24 heures : 6,000 litres.

Source Jeanne-d'Arc. — Située au quartier des Gar-nières, obtenue par un forage de 11^m,50 dans le gneiss.

Source la Nationale. — Quartier de Chamblas, à 2,500 mètres du grand établissement de Vals, sur la rive droite du ruisseau de Leouze. Elle émerge du granit schistoïde altéré, fortement coloré par l'oxyde de fer et recouvert par les alluvions anciennes de l'Ardèche.

Découverte en 1884 par un sondage de 14 mètres.

1886.		
Bicarbonate de chaux		0.098
— de magnésie		0.024
— alcalin		0.038
— de fer		0.003
Chlorure de sodium		0.001
Sulfate de chaux		0.010
Silice		0.010
Total		0.184

Température : 9°.
Débit par 24 heures : 1,132 litres.

Source La Perle.

1884.		
Carbonate de chaux		0.194
— de magnésie		0.025
— de fer		0.005
— alcalin		0.080
Chlorure de sodium		0.001
Silice		0.005
Total		0.310

Acide carbonique libre non dosé mais en quantité notable.
Débit par 24 heures : 1,132 litres.

Source des Princes. — Découverte en 1868, à égale distance des sources Chloé et Paulus.

1879.		
Carbonate alcalin		0.713
Sulfate alcalin		0.095
— de chaux		0.047
— de magnésie		0.037
Silice		0.032
Fer		0.008
Total		0.932

Acide carbonique libre : 1.320
Température : 14°.
Débit par minute : 1 l. 333, soit 700,000 litres par an.

Source Saint-Charles.— Située au quartier de Werseyre, commune d'Entraigues, sur la rive droite de la Volane, découverte par un sondage de 8 mètres.

1880.	Bicarbonate de chaux......................	0.460
—	de magnésie...................	0.073
—	alcalin	0.446
—	de fer.......................	0.006
	Chlorure de sodium......................	0.001
	Silice..................................	0.015
	Total............	1.001

Acide carbonique libre très abondant.
Température : 11°.
Débit par 24 heures : 1,700 litres.

Source Saint-Georges. — Quartier des Garnières. — Découverte, en 1889, par un forage dans le gneiss de 34^m,50 de profondeur. Elle est puisée par une pompe.

1890.	Bicarbonate de soude...................	0.6700
—	de chaux...................	0.1540
—	de magnésie...............	0.1206
—	de fer....................	0.0529
	Sulfate de soude.......................	0.0779
	Chlorure de sodium	0.0321
	Silice.................................	0.0312
	Total...........	1.1387
	Acide carbonique libre..................	1.2200

Température : 14°,2.
Débit par 24 heures : 5,064 à 5,454 litres.

Source Saint-Louis. — Sort de grands filons quartzeux et pyriteux.

1869.	Résidu insoluble........................	0.051
	Carbonate de chaux	0.104
—	de magnésie...................	0.039
—	de soude.....................	0.086
	Oxyde de fer...........................	0.025
	Chlorures	traces.
	Arsenic	traces.
	Total............	0.805

Température : 13°,3.
Débit par minute : 1 l. 30.

Cette eau est ferro-arsenicale.

Source Saint-Louis du Bois. — Sort du gneiss où, avant le captage, sa présence était accusée par des suintements ferrugineux à la surface.

1880. Silice	0.0200
Carbonate de chaux	0.1010
— de magnésie	0.0100
— alcalin	0.1100
Peroxyde de fer et alumine	0.0310
Acide arsénique	0.0029
Total	0.2749

Température : 16°,6,
Débit par minute : 40 à 50 centilitres.

Cette eau est ferro-arsenicale.

Source Saint-Martin, n° 1. — Située sur le quartier du Serre. — Elle émerge sur la rive droite et la rive gauche de la Volane et est exploitée par une pompe.

Elle a été découverte, en 1885, à 23 mètres dans le gneiss.

1887. Carbonate de chaux	0.242
— de magnésie	0.123
— de potasse	0.044
— de soude	0.675
Sulfate de soude	0.062
Fer et alumine	0.034
Chlorure de sodium	0.050
Silice	0.080
Total	1.310

Acide carbonique libre abondant.
Température : 11°.
Débit par 24 heures : 7,000 litres.

Source Saint-Michel. — Située au quartier des Saulses. — Découverte en 1886 par un sondage de 30 mètres. Elle est amenée par une pompe.

1887.	Carbonate de chaux	0.172
—	de magnésie	0.012
—	alcalin	0.378
Sulfate de soude		0.008
Chlorure de sodium		0.040
Fer et alumine		0.030
Silice		0.042
	Total	0.682

Acide carbonique libre abondant.
Température : 15°.
Débit par 24 heures : 3 à 4,000 litres.

Source Universelle. — Située sur la rive gauche de la Volane, dans le gneiss. Trouvée par un sondage de 12 mètres.

1886.	Carbonates alcalins	0.600
—	de chaux	0.045
—	de magnésie	0.070
—	de fer	0.005
Sulfate de soude		0.025
Silice		0.015
	Total	0.760

Acide carbonique libre abondant.
Température : 14°.
Débit par 24 heures : 1,440 litres.

Source Victoire. — Ces eaux émergent du gneiss sur la rive gauche de la Volane, à 200 mètres de la source Impératrice. — Source découverte en 1875.

1877.	Résidu insoluble	0.032
Alumine, oxyde de fer		0.011
Bicarbonate de soude		0.632
—	de chaux	0.260
—	de magnésie	0.140
Chlorure de sodium		0.043
Sulfates		traces.
	Total	1.118

Cette source, dont la température est de 14 degrés environ débite 1 litre par minute. — Elle renferme de l'acide carbonique libre en quantité notable et s'exporte.

Source Victoria. — Quartier des Champs-Longs. Elle émerge sur la rive gauche de la Volane. Découverte, en 1881, par un sondage de 25 mètres. Elle coule naturellement.

```
1886. Bicarbonate de soude...................... 0.632
        --      de chaux......................... 0.380
        —       de magnésie...................... 0.162
        —       de fer........................... 0.028
     Chlorure de sodium......................... 0.060
     Sulfate de soude........................... 0.922
     Silice..................................... 0.130
                              Total........... 2.314
```

Acide carbonique libre.
Température : 14°.
Débit par 24 heures : 1,800 litres.

B. — Eaux bicarbonatées sodiques gazeuses.

Source Grande-Vitesse. — Située à l'est du boulevard Farincourt, entre l'hôtel de Lyon au nord, et l'établissement thermal au sud. Forage d'une profondeur de 30 mètres.

```
1883. Silice................................... 0.150
     Carbonate de chaux....................... 0.329
        —      de magnésie ................... 0.379
     Sulfate de potasse....................... 0.180
     Chlorure de sodium....................... 0.450
     Carbonate alcalin ....................... 0.519
                              Total........... 2.007
```

Acide carbonique libre et combiné en grande quantité.
Température : 14°
Débit par 24 heures : 2,000 litres,

Source Henri. — Située au quartier de Champs-Longs. — Découverte, en 1878, par un sondage de 18 mètres dans le gneiss, à l'intérieur d'une cave. Extraite par une pompe.

1887. Carbonate de chaux......................	0.390
— de magnésie	0.022
— de potasse......................	0.071
— de soude.......................	0.573
Sulfate de soude......................	0.040
Chlorure de sodium....................	0.005
Silice...............................	0.060
Total.............	1.161

Acide carbonique libre abondant.
Température : 13°.
Débit par 24 heures : 360 litres.

Source Hortense. — Ces eaux sont puisées à l'aide d'une pompe.

1869. Silice...............................	0.020
Carbonate de chaux....................	0.170
— de magnésie..................	traces.
— de soude	0.760
Chlorure de sodium....................	0.030
Oxyde de fer, acide borique et sulfate	traces.
Total...........	0.980

Température : 14 à 15°.
Débit par minute : 15 litres.

Source Lamartine. — Obtenue par un sondage de 28 mètres.

1869. Carbonate de chaux....................	0.280
Résidu insoluble	0.016
Carbonate de magnésie.................	0.057
— de soude...................	0.397
Chlorure de sodium....................	0.025
Total...........	0.775

Température : 14°,5.
Débit par minute : 0 l. 70.

Elle est gazeuse et ferrugineuse.

Source Philomène. — Cette source n'est pas une eau bicarbonatée comme la plupart des eaux de Vals; le résidu laissé par l'évaporation de l'eau est complètement neutre.

1874. Résidu insoluble	0.028
Carbonate de chaux	0.098
— de magnésie	0.050
— de protoxyde de fer	0.019
Sulfate de chaux	0.081
Chlorure de sodium	0.049
Total	0.325

Température : 17°.
Débit par minute : 10 litres.

Source Rothschild du Gaz. — Située au quartier de Lachaud. Elle émerge dans le lit du ruisseau de Lachaud. Découverte en 1886 par un forage de 22 mètres. Elle est exploitée par un piston-plongeur.

1887. Carbonate de chaux	0.006
— de magnésie	0.001
— alcalin	0.023
Chlorure de sodium	0.030
Silice	0.010
Total	0.070

Acide carbonique libre très abondant.
Température : 13°.
Débit par 24 heures : 4 à 5,000 litres.

Source Saint-Pierre (Quartier des Prades).

1873. Résidu insoluble	0.040
Sesquioxyde de fer	0.030
Carbonate de chaux	0.060
— de magnésie	0.030
— de soude	0.490
Chlorure de sodium	0.010
Sulfate	traces.
Total	0.660

Débit par minute : 0 l. 20.

Source le Vernet. — Cette source émerge d'un terrain granitique à filons de quartz et de porphyres, qui limite au sud le bassin houiller de Prades. — Eau très acidule, gazeuse et donnant un dépôt ferrugineux sur les parois des bouteilles.

1874.	Résidu insoluble........................	0.040
	Bicarbonate de chaux....................	0.158
—	de magnésie...................	0.061
—	de soude......................	0.820
—	de fer........................	0.022
	Sulfate de soude.......................	0.017
	Chlorure de sodium....................	0.011
	Alumine...............................	traces.
	Total............	1.120

Température : 15°.
Débit par minute : 5 litres.

Cette eau s'exporte comme eau de table et est utilisée dans le traitement des dyspepsies.

Source le Soleil. — Située sur une terrasse. Découverte en 1886 par un sondage de 15 mètres dans le gneiss.

1887.	Carbonate de chaux.....................	0.038
—	de magnésie..................	0.039
—	de potasse...................	0.015
—	de soude.....................	0.455
	Chlorure de sodium....................	0.018
	Sulfate de chaux......................	0.045
	Silice................................	0.010
	Total............	0.620

Acide carbonique libre abondant.
Température : 14°.
Débit par 24 heures : 500 litres.

CORSE

San Gavino d'Ampugnani. — La *source de Caldane*
est située dans la même vallée que les eaux d'Orezza.
Elle surgit d'un banc de schiste talqueux dans la berge
du ruisseau de Scamarone.

```
1877. Résidu insoluble...........................    0.010
      Oxyde de fer...............................    0.040
      Carbonate de chaux........................    0.950
        —     de magnésie.........  ..........    0.085
      Sulfate de chaux...........................    0.015
      Chlorure de sodium........................    0.021
                                                    ————
                          Total............    1.121
```

Température : 16°.

Cette eau ferrugineuse est très gazeuse.

Orezza (Arr. de Corte, comm. de Rapaggio). — Plusieurs sources arrosent la vallée et émergent des schistes
calcaires. Deux d'entre elles portent les noms de *Sorgenta Soprana* et *Sorgenta Sottana*. C'est la seconde
surtout qui est exportée sur une grande échelle sous le
nom d'*Eau d'Orezza.*

```
1853. POGGIALE. Carbonate de chaux .............    0.002
        —        de magnésie..............    0.074
        —        de lithine................   très sensible.
        —        de fer....................    0.128
        —        de manganèse ...........    traces.
        —        de cobalt.................    traces.
      Sulfate de chaux....................    0.021
      Chlorures de sodium et de potassium.    0.014
      Alumine...............................    0.006
      Arsenic...............................    traces.
      Fluorure de calcium .................    traces.
      Matière organique...................    traces.
      Silice.................................    0.004
                                                    ————
                          Total............    0.849
```

Acide carbonique libre et des bicarbonates : 1.248,
Air atmosphérique : 0°,101.
Température : 14°.
Débit par minute : 20 litres.

Cette eau acidule ferrugineuse n'a pas d'odeur, sa
saveur est aigrelette et styptique. Le fer tenu en dissolution par l'acide carbonique en excès se dépose à la
longue quand ce gaz s'échappe. Les indications thérapeutiques sont la chloro-anémie, la convalescence des
affections graves.

Terrano. — *La source de Pardina* émerge des schistes
calcaires qui constituent le terrain de la vallée d'Alesani.

Chlorure de potassium....................	0.0025
— de sodium.....................	0.012
Sulfate de soude.......................	0.004
Chlorure de lithium....................	quelques dixièmes de milligramme.
Carbonate de chaux....................	0.168
Sulfate de chaux......................	0.010
Carbonate de magnésie................	0.0135
Sulfate de magnésie..................	0.0035
Carbonate de protoxyde de fer........	0.152
Silice...............................	0.008
Alumine	0.0015
Matières organiques...................	0.003
Manganèse	traces.
Total............	0.378
Acide carbonique libre................	2.247
— — des bicarbonates........	0.174
— — libre en quantité notable.	

Température : 10°.
Débit par minute : 20 litres.

Cette eau acidule ferrugineuse se conserve et s'exporte
en bouteille.

*Piedicroce. — *Source Angeli.* — Elle fait partie du
groupe des sources minérales dont la source d'Orezza
occupe le centre. Elle en est éloignée de 2,500 mètres
et sourd au milieu des schistes micacés, qui forment la
roche dominante.

1890. Bicarbonate de chaux........................ 0.227
   —   de magnésie..................... 0.034
   —   de fer.......................... 0.015
   —   alcalins........................ 0.010
Chlorure de sodium........................ 0.008
Silice.................................... 0.005
                                           ————
                          Total........... 0.299

Acide carbonique libre.................... 1.920
Température : 11°.
Débit par 24 heures : 30,000 litres.

Eau ferrugineuse gazeuse.

+ **Porta** (Arr. de Bastia). — Source sortant d'un terrain granitique à la température de 15 degrés et donnant environ 4,330 litres par 24 heures.

HENRY. Bicarbonates de chaux, de magnésie........ 0.490
   —   de fer...................... 0.020
Sulfates de soude, de chaux.............. 0.271
Chlorures de sodium, de magnésium...... 0.310
Silice, alumine, matière organique........ 0.080
Azabile .... traces.
                                          ————
                          Total........... 1.171

Acide carbonique libre.................... traces.

Eaux alcalines ferrugineuses s'employant exclusivement en boisson.

Rapaggio. — *Source Colomba* (ancienne *Source Tastavuota*).

1878. Carbonate de chaux.................... 0.421
   —   de magnésie.................... 0.017
   —   de lithine.................... »
   —   de fer....................... 0.051
   —   de manganèse................. traces
Sulfate de chaux......................... 0.010
Chlorures de sodium et de potassium...... 0.019
Silice................................... 0.004
                                          ————
                          Totaux 1.521

Acide carbonique total................... 1.906
Température .... 16°
Débit par minute......................... 61 litres.

Source Peretti. — Connue depuis longtemps, elle est située au fond d'un ravin à 114 mètres de la source départementale. Terrain serpentineux avec pierre dite vert d'Orezza. Même origine que celle d'Orezza.

1886.	Carbonate de chaux	0.388
—	de magnésie	0.067
—	de fer	0.091
Sulfate de chaux		0.018
Chlorure de sodium		0.010
Silice		0.010
	Total	0.584

Acide carbonique libre.
Débit par 24 heures : 50,000 litres.

Eau ferrugineuse gazeuse.

*Stazzona. — La *Source Piane* jaillit d'une roche composée de micaschistes soyeux, très feuilletés, qui se désagrègent sous l'influence des agents atmosphériques. Autour des orifices d'émergence on remarque des dépôts ocreux de fer oxydé, provenant de la décomposition du bicarbonate de fer à l'air libre.

1878.	Carbonate de chaux	0.384
—	de magnésie	0.019
—	de lithine	traces
—	de fer	0.041
—	de manganèse	»
Sulfate de chaux		0.010
Chlorures de sodium et de potassium		0.012
Silice		0.004
	Total	0.470
Acide carbonique total		1.190
Température		14°
Débit par minute		31.75

Eau ferrugineuse gazeuse s'exportant.

DROME

Aurel. — La source, désignée dans le pays sous le nom de *Fons-Bourdouyre*, dégage à son émergence qui se trouve dans le calcaire marneux oxfordien une assez grande quantité d'acide carbonique.

1856. Bicarbonate de chaux		1.4150
— de magnésie		0.1250
— de soude		0.0127
— de protoxyde de fer		0.0263
Sulfate de potasse		0.0390
Chlorures de potassium et sodium		0.0260
Silice, alumine et matières organiques		0.0073
Iode		1/60 de milligr.
Total		1.651
Acide carbonique libre		1.777

Température : 11°,5.
Débit par minute : 9 litres.

Cette eau acidule bicarbonatée calcique ferrugineuse faible s'exporte en bouteilles.

*Condillac. — *Source Anastasie.*

1852. Bicarbonate de soude		0.166
— de chaux		1.350
— de magnésie		0.035
Sulfate de soude		0.175
— de chaux		0.053
Silicates de chaux et d'alumine		0.245
Chlorures de sodium et de calcium		0.150
Iodure, azotate, sel de potasse		sens.
Oxyde de fer crénaté et carbonaté		0.010
Matière organique		indéter.
Total		1.645
Acide carbonique libre en volume		0.548

Température : 12°,5.
Débit par 24 heures .... 2,500 l.

16.

Cette eau acidule, gazeuse, très légèrement iodurée, s'expédie en bouteille et ne se prend qu'en boisson.

Mureils. — *Source La Bretonnière.* — Source formée par un grand nombre de filets d'eau sortant de marnes argileuses bleuâtres rapportées au terrain tertiaire supérieur.

1873. Résidu insoluble	0.018
Oxydes de fer, de manganèse	0.020
Carbonate de chaux	0.385
— de magnésie	0.040
Chlorure de sodium	0.025
Sulfate de chaux	0.012
Total	0.500

Température : 13°,8.
Débit par minute : 0 l. 90.

Cette eau ferrugineuse, d'abord limpide, se trouble par la chaleur et devient ocreuse.

Pont de Barret (360 mètres d'altitude). — *Source Souveraine.* — Elle sort du calcaire néocomien.

1851. Bicarbonate de soude	0.0450
— de chaux	1.4940
— de magnésie	0.1470
Sel de potasse	0.0200
Oxyde de fer crénaté	0.0098
Sulfates de soude et de chaux	0.0000
Chlorures de sodium, de magnésium	0.0900
Silice, alumine	0.0400
Total	1.9058

Acide carbonique libre, en volume : 0 l, 354.
Température : 11°,
Débit par minute : 9 litres.

Eau bicarbonatée calcique légèrement ferrugineuse.

ISÈRE

Cornillon-en-Triéres (Arr. de Grenoble). — Deux sources : *Amélie* et *Valentine*, caractérisées par un dégagement d'acide carbonique et par un dépôt d'oxyde de fer. Les sources *Accarias* et *Bourdonnenche* sont connues sous le nom de source d'*Oriol*.

	Sources.	
	Amélie.	Valentine.
1876. Résidu........................	0.015	0.010
Sesquioxyde de fer..............	0.050	0.045
Bicarbonate de soude.............	0.211	0.134
— de chaux.............	1.405	1.240
— de magnésie..........	0.254	0.127
Sulfate de soude................	0.085	0.054
Chlorure de sodium..............	0.020	0.015
Totaux.............	2.040	1.625
Température	10°,2	11°
Débit par minute................	21.1/2	2 litres.

Ces eaux carbonatées calciques ferrugineuses s'exportent en bouteilles.

Source Auvergne.

1884. Carbonate de chaux......................	1.163
— de magnésie....................	0.060
— de soude	0.090
— de fer........................	0.038
Sulfates de soude, de chaux et de magnésie..	0.070
Silice...............................	0.020
Total...........	1.441

Température : 10°,5.
Débit par minute : 2 litres.

Eau carbonatée calcique ferrugineuse.

+ Monestier de Clermont. — Les sources *Bertrand*, *Bonnet* et *Gautier* laissent échapper de nombreuses bulles d'acide carbonique et forment un dépôt d'oxyde de fer. Elles émergent du calcaire marneux de l'étage oxfordien. L'eau est limpide, piquante, agréable.

LEROY. Bicarbonate de chaux.........................	0.886	
— de magnésie..........	0.547	
— de soude.....................	0.794	
— de fer	traces.	
Silicate d'alumine.......................	0.033	
— de chaux.....................	traces.	
— de soude.....................		
Chlorure de sodium.....................	0.050	
Sulfate de soude.......................	0.333	
— de chaux.....................	0.015	
— de magnésie.....................	0.016	
Total...........	2.674	
Acide carbonique libre et combiné...........	1.474	
Azote...........................	0.024	

Température : 19°.
Le débit est variable.

Eau bicarbonatée calcique avec excès d'acide carbonique qui en fait surtout une eau de table pouvant s'exporter.

Oriol. — Les sources sortent des schistes de la base des terrains oxfordiens. Elles portent les noms de *source des Accarias* et de *source de Bourdonnenche.*

1859. Bicarbonate de chaux.....................	1.150	
— de magnésie......		
— de fer	0.040	
— de soude.....................	0.100	
— de manganèse...............	sensible.	
Arsenic, iode........................	non douteux.	
Sulfate de soude................	0.170	
— de chaux.....................		
— de magnésie.........		
Chlorure de sodium.....................	0.014	
— de magnésium...............		
Silice, alumine.....................	0.020	
Matière organique		
Total...........	1.500	

Acide carbonique libre : 0 l. 084.
Température : 10°.
Débit des deux sources par minute : 5 litres.

Eau carbonatée calcique ferrugineuse. Elle s'exporte.

SAVOIE

Albertville. — *Source Farette.* — La source sort d'un éboulis adossé à un parement de micaschiste.

1876. Résidu...............................	0.008
Carbonate de chaux...................	0.080
— de magnésie....................	0.059
Sulfate de soude.......................	0.010
Chlorure alcalin	0.011
Fer et arsenic..........................	traces.
Total............	0.168

Température : 11°.
Débit par minute : 8 litres.

La Bauche. — Les eaux ferrugineuses de la Bauche sourdent de terrains calcaires qui, sur une étendue assez considérable, enferment des géodes de peroxyde de fer et des nodules ovoïdes de fer pyriteux, affectant la forme de coquilles bivalves. Le fer pyriteux se trouve disséminé dans du grès micacé et du carbonate de chaux.

1864. Résidu insoluble......................	0.017
Bicarbonate de fer.....................	0.106
— de chaux	0.360
— de magnésie..................	0.106
Chlorure de sodium....................	0.009
Matière organique.....................	0.035
Manganèse, iode, phosphate............	traces.
Ammoniaque...........................	traces.
Total............	0.633

Température : 10°.
Débit par minute : 4 litres.

Ces eaux ferrugineuses s'exportent.

✝ **Saint-Simon.** — La source *Saint-Simon* ou *Raphy*, qui est exploitée depuis très longtemps, sort d'un terrain d'alluvions anciennes recouvrant la molasse.

1853. Kramer. Carbonate de chaux.................. 0.2352
　　　　　—　　　de magnésie.............. 0.1616
　Chlorure de magnésium 0.0003
　Sulfate de soude..................... 0.0089
　　—　　de potasse 0.0040
　　—　　de magnésie................. 0.0112
　Silice............................... 0.0082
　Alumine, fer 0.0017
　Matière organique................... 0.0206
　Perte............................... 0.0026
　　　　　　　　　　　　Total........... 0.4543

Acide carbonique : quantité indéterminée.

Eaux bicarbonatées calciques à faible minéralisation, en partie consommées sur place par les baigneurs d'Aix. Elles s'exportent.

HAUTE-SAVOIE

Amphion (Comm. de Publier). — Cette source émerge des alluvions anciennes.

1861. Bicarbonate de chaux.................. 0.1870
　　　　—　　　de magnésie,............. 0.1210
　　　　—　　　de soude................. 0.0510
　Phosphate de fer..................... 0.0060
　Silice.............................. 0.0160
　Chlorure de sodium.................. 0.0015
　Azotate d'ammoniaque, matière organique... 0.0195
　Sulfate............................. traces.
　　　　　　　　　　　　Total........... 0.4020

Acide carbonique libre.................. non dosé.
Température : 8°.
Débit par minute : 156 litres.

Eau bicarbonatée ferrugineuse.

✛ Châtel.

1868. Résidu insoluble...........................	0.017
Sulfate de chaux.....	0.513
Carbonate de chaux.........................	0.025
— de magnésie..................	0.130
Total............	0.685

On ne peut donc lui attribuer le nom d'eau d'alun puisqu'elle n'en renferme pas. C'est une eau sulfatée calcique faible.

✛ **Chens-Cusy.** — Deux sources : *source Carrier* et *source Morico*, de composition identique. Sous le rapport du gisement elles se rapprochent tout à fait de celles d'Évian et d'Amphion et émergent d'un terrain d'alluvion ancienne.

1868. Silice...........................	0.005
Carbonate de chaux.....................	0.192
— de magnésie..................	0.053
— de soude	0.050
Sulfate de soude.........................	0.008
Chlorure de sodium......................	0.005
Phosphate de fer.......................	traces.
Total............	0.313

Température : 13°.

	Sources	
	Carrier.	Morico.
Débit par minute..........	20 l. 5	62 l. 3

Eaux bicarbonatées alcalines.

Évian. — Station thermale située sur la rive gauche du lac de Genève, à une altitude de 400 mètres environ. Elle est alimentée par des sources qui sourdent des alluvions anciennes et qui portent les noms suivants : *Cachat, Bonnevie, Guillot, Montmasson, Vignier, Clermont, des Cordeliers, A et B du Coffre* ou *de l'Hôpital.*

Comme on le verra par les analyses suivantes, ces eaux sont fort peu minéralisées et de plus athermales, leur température ne s'élevant pas à plus de 12°. Leur débit est considérable.

1878.	Sources			
	Cachat.	Bonnevie.	Guillot.	Montmasson.
Résidu total de l'évaporation.	0.301	0.277	0.228	0.262
Bicarbonate de fer;........	0.0022	0.0022	0.0034	0.005
— de chaux.......	0.300	0.306	0.305	0.300
— de magnésie....	0.126	0.124	0.060	0.124
— de potasse et de soude........	0.009	0.009	0.007	0.007
Chlorures...............		traces très sensibles.		
Sulfate de magnésie.......	0.040	0.020	0.020	0.020
Totaux..........	0.7812	0.7382	0.6234	0.718
Température	12°	9°	11°	12°
Débit par minute.........	8 l.	50 l.	52 l.	120 l.

Sources de *Clermont* et *Hôpital* et des *Cordeliers* ou du *Coffre*.

1884.	Sources	
	Cordeliers.	Clermont.
Bicarbonate de chaux............	0.178	0.196
— de magnésie.........	0.060	0.060
— de soude...........	0.020	0.020
— de fer	0.006	0.008
Chlorure de sodium	0.010	0.010
Silice...................	0.028	0.044
Totaux...........	0.302	0.338
Température................	6°	5°,5
Débit par 24 heures............	37,560 l.	195,840 l.

Sources A et B.

1888.	Sources	
	A	B
Bicarbonate de chaux............	0.240	
— de magnésie.........	0.044	
— de fer.............	0.003	
Sulfate de chaux...............	0.009	
— de soude	0.007	
Chlorure de sodium	0.003	
Silice...................	0.012	
Totaux.............	0.318	0.300

Acide carbonique libre en petite quantité.

Température................	12°,5	12°
Débit par 24 heures............	5,850 l.	1,300 l.

Thonon. — *Source La Versoie* — Cette source émerge des alluvions anciennes. L'eau est limpide, sans saveur appréciable.

1863. Bicarbonate de chaux........................	0.300
— de magnésie	0.100
— de soude............................	0.020
Chlorure de sodium........................	0.008
Sulfate de chaux...........................	0.088
Silice..	0.010
Oxyde de fer, acide phosphorique...........	0.009
Azotate.......................................	traces.
Matière organique	indét.
Total..................	0.535

Température : 12°.
Débit par minute : 600 litres.

Eau bicarbonatée calcique.

VAR

Luc-en-Provence. — Sources découvertes à Pioule et connues sous les noms de sources de *Pioule*, des *Romains, Jerfroy*. Elles jaillissent d'une dépression de 3 à 400 mètres de diamètre sur 250 de profondeur entaillant la plaine formée par les marnes, les grès permiens, remplie par une argile noire qui les protège contre les eaux superficielles et calcaires.

Source Pioule.

1884. Carbonate de chaux............................	0.356
— de magnésie......................	0.040
— alcalin	0.123
— de fer............................	0.002
Sulfate de chaux...........................	0.130
A reporter........	0.060

	Report......	0.660
Sulfate de magnésie.......................................		0.040
Chlorure de sodium..		0.018
Silice...		0.024
	Total.............	0.742

Débit par heure : 220 litres.

	Sources	
	Jerfroy.	des Romains.
Débit par 24 heures.........	216 hectol.	60 hectol.

Eau calcaire ferrugineuse très faible.

ERRATUM

Page 178, *au lieu de :* Hendreville, *lire :* Heudreville.

Page 248,   —   Fuonconda,   —   Fuoncauda.

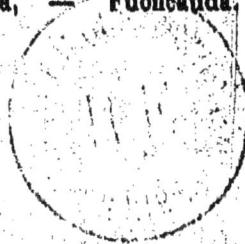

TABLE ALPHABÉTIQUE

FIN DE LA TABLE ALPHABÉTIQUE.

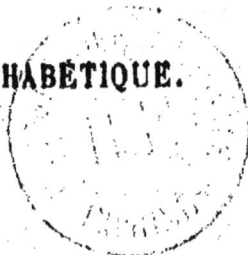

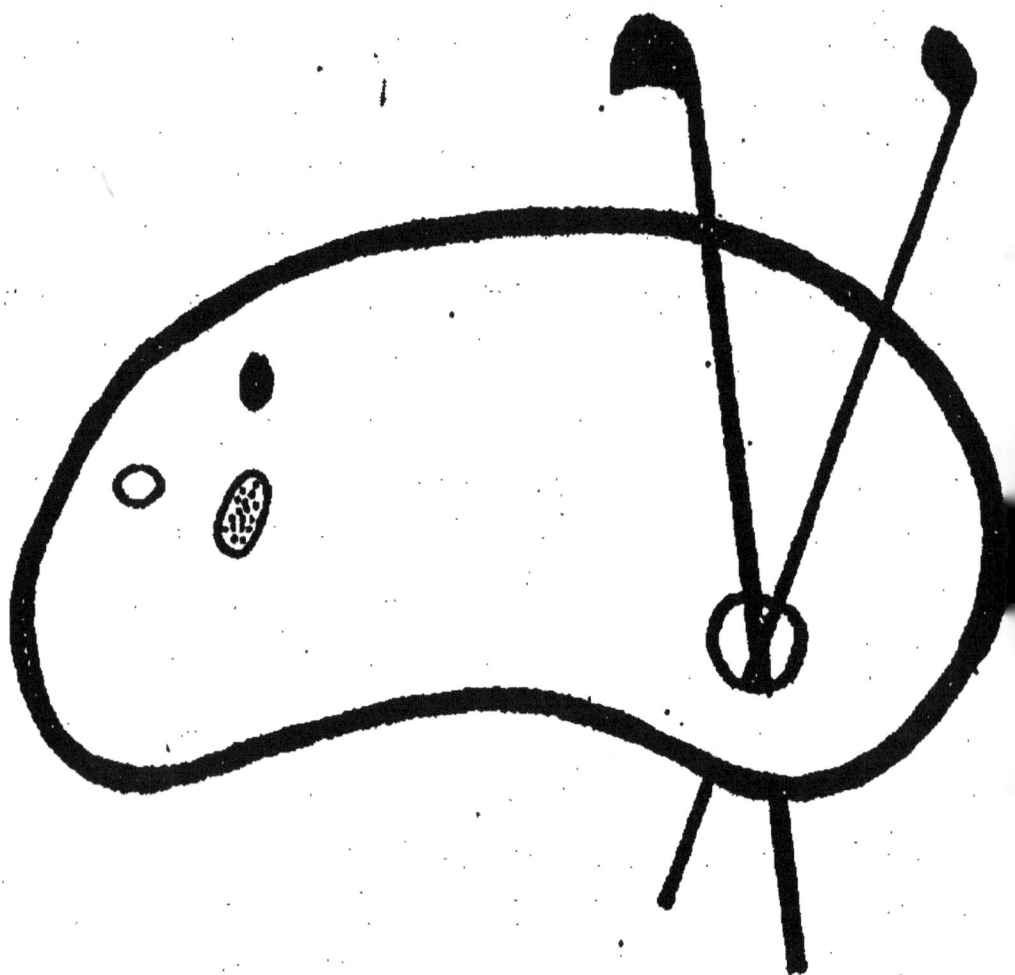

ORIGINAL EN COULEUR
NF Z 43-120-8

www.ingramcontent.com/pod-product-compliance
Lightning Source LLC
Chambersburg PA
CBHW060408200326
41518CB00009B/1290